正しく理解する
メニエール病

金谷健史
KANAYA TAKESHI

幻冬舎 MC

はじめに

しばしば、「芸能人やスポーツ選手が、メニエール病と診断されたことを告白」というニュースを耳にします。厚生労働省の「令和2年患者調査（傷病分類編）」によると、メニエール病の総患者数は11万２０００人です。数こそ多くはありませんがここ数十年で徐々に発症する人が増えており、現代病の一つといわれています。

しかしメニエール病と聞いても病名からはどのような病気かなかなか想像ができず、メニエール病と診断されたけれどもどんな症状が出てどんな治療をすれば治るのだろうかと不安になる人は少なくありません。

私はめまいの専門医として、これまで40年以上にわたりメニエール病に悩む患者を診察し続けてきました。２０１８年には札幌市にある耳鼻咽喉科めまいクリニックの3代目理事長に就任し、現在も日々診療にあたっています。

メニエール病とは、難聴や耳鳴りを伴うめまい発作を繰り返す疾患で、内耳《ないじ》・内リンパ水腫が発症誘因と考えられています。めまい発作が10分程度でおさまる人もいれば、数時間にわたって続く人もいます。また、発作を不定期に繰り返す人もいれば、症状が出たのは数回だけという人もいます。

　このように個人差が大きい疾患のため診断が難しく、本当はメニエール病ではないのにメニエール病と疑われたり、「メニエール病診療ガイドライン」に合わない診断や治療が行われていたりすることが少なくありません。その結果、治療を受けても症状が改善しない人や再発してしまう人が多く、世間では「メニエール病＝治らない病気」というイメージが先行しています。

　しかし、メニエール病は決して治らない病気ではありません。正しい診断を行い、生活習慣の改善、適切な投薬、重症例には中耳加圧治療や手術など適切な治療を行えば、きちんと治る病気なのです。

本書では、メニエール病とはどのような病気か、原因や症状、治療法についてまとめ、分かりやすく解説しています。本書を通じてメニエール病と診断された人の不安が解消され、心身の健康を取り戻す契機となれば幸いです。

正しく理解するメニエール病　目次

はじめに　3

［第1章］つらい回転性のめまい、突然の難聴
これってメニエール病？

めまいに悩む多くの患者たち　12
めまいはなぜ、起きるのか？　14
どれだけ検査をしても、異常が見つからないめまいもある　18
「めまい＝メニエール病」となぜ診断されがちなのか？　19
1980年代以前は、めまいを診察できる日本の医師は少なかった　27
メニエール病と診断されても少し落ち着いて考えてみる　29

［第2章］ストレスによる内耳・内リンパ水腫で発症

メニエール病の原因

1861年、メニエール病の登場　34

最初に病理的診断を行ったのは日本人？　37

耳の構造を簡単に理解する　39

メニエール病の本体は内リンパ水腫　42

最大の誘因はストレス　47

メニエール病は性格も関係する　51

メニエール病は内耳心身症か？　53

好発年齢は30～50歳　男性より女性に多く発症する　56

［第3章］ めまい、難聴、耳鳴りが同時に起こる
メニエール病の症状
ガイドラインでは、メニエール病はどのように定義されるか？ 60
造影ＭＲＩ検査は最終診断 64
ガイドラインで示される、メニエール病の病態と症状 66
眼振は発作中に確認する 76
「燃え尽きたメニエール病」とは？ 80
急性めまいの診断に役立つフローチャート 82
メニエール病との鑑別が必要な疾患にはどのようなものがあるか？ 86
［第4章］ 生活指導、薬物療法、中耳加圧治療、手術治療
メニエール病の治療法
メニエール病の治療薬は少ない 100

治療は「急性期」と「間歇《かんけつ》期」に分けられる　103
ガイドラインに基づいた生活指導　105
ケーススタディ〜前兆から発症、ほぼ治癒に至るまでの10年間〜　139

［第5章］メニエール病は不治の病ではない
正しい診断とガイドラインに沿った適切な治療を行えばメニエール病は治る

メニエール病の診断の難しさ　152
正しい知識で病気に向き合う　153
めまいが起きたら「めまい相談医」へ　155
片頭痛とめまいが合併する「前庭性片頭痛」に注意　157
メニエール病のめまいは治っても後遺症が残ることもある　161
生活習慣に気をつけ、メニエール病を悪化させる要因を退ける　164

おわりに　168

［第1章］

つらい回転性のめまい、突然の難聴
これってメニエール病？

めまいに悩む多くの患者たち

「頭が痛い」「腹痛がする」「肩が痛い」といった症状と同じくらい、めまいが日常的に起きる人がいます。

「朝、起きるといつもめまいがします」

「眠っていて、右側に寝返りを打つとめまいがするときがあります」

私のクリニックには、このような症状を訴える患者が頻繁に訪れます。

症状が出るタイミングは人によって異なりますし、「数分程度でめまいがおさまる」という人もいれば、「一度おさまっても、またすぐにグルグルする」など、症状の持続時間も違います。また、「グルグル目が回ったように感じる」という人もいれば、「宙に浮かんでいるように、ふわふわした感じがする」というように、めまいの感じ方にも個人差があります。

しかし、「めまい」という症状をひとくくりにして考えれば、多くの人が一度は体験したことがあるのではと思います。

厚生労働省がとりまとめた「2022（令和4）年 国民生活基礎調査の概況」によれば、めまいを訴える患者は年齢が上がるにつれて増加しており、全年齢層で見ると男性では12・5％、女性では27・6％がめまいの自覚症状を訴えています。一方、65歳以上に対象を絞ると、男性では23・0％、女性では35・9％と、明らかに上昇していることが分かります。

また臨床の現場から見ると、近年は新型コロナウイルス感染後にめまいに悩む人が増加していると感じます。コロナ感染により、長期にわたって「ステイホーム」で外出を自粛するよう促されたこともあって、他者とのコミュニケーションが減少し不安感が増大したことや、リモートワークなどによるテクノストレスにさらされたことが関与しているのではないかと考えています。

めまいを引き起こす要素のうち、「ストレス」は重要な要因です。健康でアクティブに活動しているときは、めまい発作は起きづらいはずです。自分でめまいが起きたときの状況を振り返ってみると、「なんとなく疲れがたまっていたな」「そういえば寝不足の状態が続いていたな」など、心身のコンディションが崩れていたことが多いと思います。

めまいはなぜ、起きるのか？

そもそもめまいがなぜ起きるのかを考えてみると、その原因には、内耳の病気から自律神経の異常、さらには脳腫瘍や脳出血、脳梗塞まで非常にさまざまなものが挙げられます。

まずめまいの原因を3つに分類してみます。

・末梢性めまい　内耳障害（三半《さんはん》規管《きかん》、耳石器《じせきき》、前庭神経の障害）により起こるめまい
・中枢性めまい　脳が原因のめまい
・その他のめまい

末梢性めまいの原因は、体の回転感覚を感知する三半規管（内耳の主要器官。半規管が3つあるためまとめて三半規管と呼ぶ）、重力を感知する耳石器、半規管や耳石器の信号

人間の平衡感覚

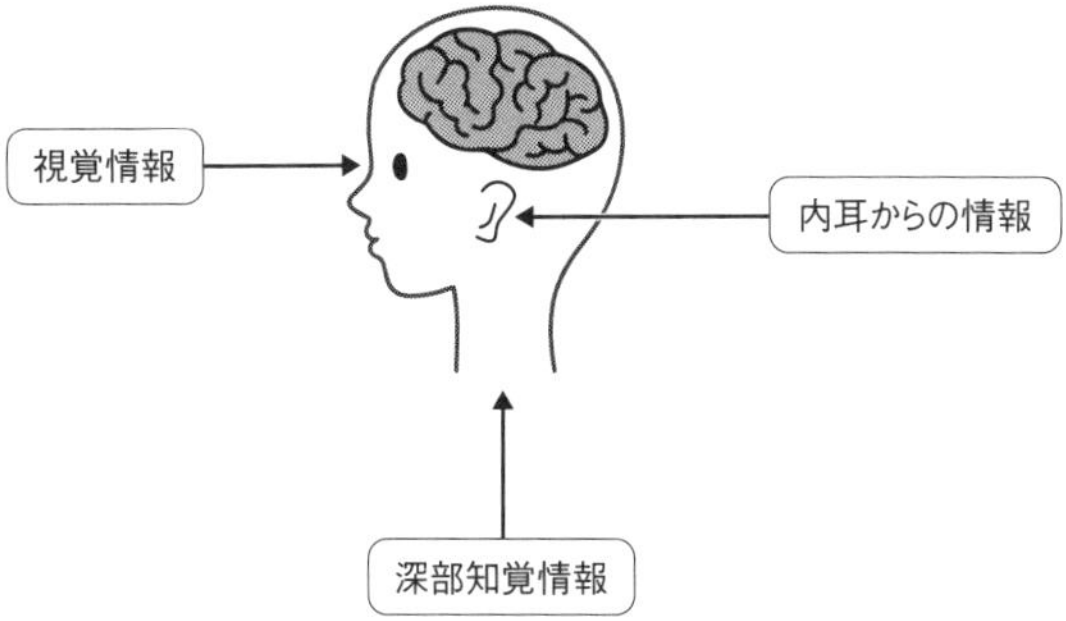

それぞれの情報が、小脳や脳幹で統合される

を脳に送る前庭神経の障害です。そのため、まっすぐ立ったり歩いたりすることが難しくなったり、フラフラしたり、グラグラしたり、体が回転したり揺れたりする感覚が起こります。

中枢性めまいの一例としては、脳梗塞や脳出血が挙げられます。なぜ脳に異常があるとめまいが起きるのかというと、人間は「内耳（三半規管・耳石器など）からの情報」「視覚からの情報」「体の傾き加減などを感知する、関節などからの深部知覚情報」の3つを統合して、体の平衡感覚を保っています。これらの情報を集約するのは、大脳の後ろ側にある小脳と脳幹です。

そのため、この場所で出血があったり、梗塞が起きたりすると、小脳や脳幹などに機能不全が起こり、３つの情報を集約することが難しくなります。その結果、平衡感覚が乱れてめまい・ふらつきが起こるのです。

一般に、中枢性めまいは「ふわふわと宙に浮く感じがする浮動性めまい」が多く、末梢性めまいは「グルグルとまわる感じがする回転性めまい」が多いとされていますが、必ずしもそのとおりではなく、例えば慢性化した末梢性めまいでは浮動性めまいを訴えることも多々あります。

また、中枢性めまいの場合には、単純に「めまいがする」だけでなく意識障害や手足の麻痺《まひ》など、ほかの神経障害も起こるため、それらの症状で鑑別できる場合もありますが、随伴症状として急性の難聴が起きることもまれにあります。そのため、中枢性めまいか、それとも末梢性めまいかを正しく鑑別するには、神経症状に詳しい医師による適切な問診と検査が必要と考えられます。

その他のめまいとは、眼科的、精神科的、婦人科的などさまざまな要因を背景として起きるめまいの総称と考えてください。

このタイプのめまいはさまざまなシーンで出現します。例えば目を酷使したときに、ふとめまいを感じることがあります。これは、眼精疲労によるめまいの症状です。

また、「社長の前で大事なプレゼンテーションをしなければならない」「次のテストは絶対に合格しなければならない」というように、大きなストレスにさらされたときにも、不意にくらっとめまいを感じることがあります。これは、精神的なストレスが原因となっているめまいであり、これもその他のめまいの一つです。

そのほかにも更年期障害の一つとしてめまいが生じることもありますし、血液中のヘモグロビンが減少して貧血になると、脳内の酸素量が減って立ち眩みのようなめまいが生じることもあります。


このように、めまいは原因や症状などによって非常に細かく細分化されますが、めまいの60％以上は、内耳に原因があることが分かっています。脳からくるものが10％、その他の要因が30％のため「めまいが起きたら、まずは耳鼻咽喉科を受診しましょう」といわれているのです。

どれだけ検査をしても、異常が見つからないめまいもある

しかし、これだけめまいの特性や種別、メカニズムなどが解明されているにもかかわらず、現在でも「原因不明」とされるめまいが少なくありません。

めまいの症状が出たため耳鼻咽喉科を訪れ、聴力を確認したり、超高性能の小型カメラを使って耳の内部を観察したりしても、何も異常は見つかりません。また、脳神経内科や脳神経外科を訪れ、ＣＴ検査やＭＲＩ検査を入念に行っても、画像におかしなところが見つかりません。

その結果、「残念ながら、めまいの原因は分かりません。うまく薬でコントロールしていきましょう」などと片付けられてしまうこともあります。

確かに、このようなめまいは命を脅かすような致死性の疾患ではありません。

しかし、めまいは著しくＱＯＬを低下させますし、仕事や勉強の生産性を低下させます。また、車を運転しているときや機械を操作しているときにめまいを起こせば、思わぬ

事故につながる恐れもあります。

そのため、日常的にめまいに悩んでいる人は、「なんとかしてめまいを治したい」と苦しんでいることが多いのです。

その時、「これはメニエール病が原因かな?」という医師の不用意な呟きは、患者にとっては非常にインパクトを与えます。そこはぐっとこらえて、「今は原因不明ですが、症状は徐々に良くなりますよ」とアドバイスを与え、辛抱強く治療にあたるのが重要だと思っています。

「めまい=メニエール病」となぜ診断されがちなのか?

毎日、診察室で外来患者に接していると、次のようなことを言う人と頻繁に出会います。

「私は**クリニックでメニエール病と診断されました。私の母も、叔母も、近しい友人もみんなメニエール病です」

もしそれが本当だとすると、世の中には非常に多くのメニエール病患者が存在することになります。

２０１1年、厚生労働省調査研究班が報告したところによると、日本におけるメニエール病の推定患者数は４・５万〜６万人だそうです。この数値は、ガイドラインで示されているメニエール病の診断基準を満たした患者の数ですから、疫学的な見地から見た正しい発症数とみなしてほぼ間違いないと考えられます。

しかし、「私も、母も、叔母も、友人も、みんなメニエール病」と話す人が、診察室であとを絶たない現状を見ると、メニエール病の患者数は４・５万〜６万人どころではなく、もっと膨大な数ではないかと考えてしまいます。

いったいなぜ、臨床統計上の発症数と、世間で診断されているメニエール病の患者数には大きな隔たりがあるのかというと、メニエール病ではない人まで、自分はメニエール病だと自己判断で思い込んだり、内科や耳鼻科の医師にメニエール病かもしれないと診断され、勘違いしたりする人がいるからです。

そのため、厚労省が発表した日本におけるメニエール病の推定患者数と、根拠が明確でないまま「メニエール病」と診断された人（あるいは、そう思い込んでいる人）の数に、大きな乖離《かいり》が生まれているのです。

めまいの分野では世界的に有名な、ミュンヘン大学神経内科のトーマス・ブラント教授が書いた『めまい』という教科書があります。

この本は、日頃、臨床でめまいを扱っている医療関係者を対象に、めまい疾患やその原因などについて詳細な神経生理学的な解説があります。内容がやや難解ですが、私は何度も読み返しています。

そのなかで、著者はメニエール病に関して、極めて簡潔に記載しています。

1　1861年にフランスの医師プロスペル・メニエールが初めてこの症候群を報告した。

2　変動する難聴、耳鳴り、遅延するが徐々に軽くなるめまい発作と眼振を特徴とする。

3　これらの症状はいずれも印象深いため、メニエール病は現在では確実に過剰診断されている。

このなかで興味深いのは「2」に記載されているとおり、「メニエール病は変動する難聴、耳鳴り、遅延するが徐々に軽くなるめまい発作と眼振（眼球が律動的に反復運動する状態）を特徴とする」ということです。言い換えれば、これらの症状がすべてそろって、初めてメニエール病と診断されるということです。

しかし現実にはブラント教授が「3」で指摘しているように、難聴、耳鳴り、めまい発作のすべてが揃わなくても「メニエール病です」と過剰診断されるケースは時々あるようです。

日本において、めまいや平衡医学に関する研究をリードする学会は、一般社団法人日本めまい平衡医学会です。同学会は、めまい診療水準の向上を目指しためまい診療の標準化を推進しており、診断基準や平衡機能検査基準化のための資料を作成したり、平衡訓練の基準を学会のホームページなどで公開したりしています。

日本めまい平衡医学会が示す16のめまい疾患

1.　慢性中耳炎由来の内耳障害	9.　薬物による前庭障害
2.　メニエール病	10.　内耳梅毒
3.　遅発性内リンパ水腫	11.　ハント症候群
4.　めまいを伴う突発性難聴	12.　聴神経腫瘍
5.　外リンパ瘻	13.　椎骨脳底動脈循環不全
6.　前庭神経炎	14.　血圧異常によるめまい
7.　良性発作性頭位めまい症	15.　頸性めまい
8.　中枢性頭位めまい	16.　心因性めまい

日本めまい平衡医学会「めまいの診断基準化のための資料　―1987年めまいの診断基準化委員会答申書―」を基に作成

この日本めまい平衡医学会は「めまいの診断基準化のための資料」において、16のめまい疾患を提示しています。

近年では、これらの16疾患に加え、持続性知覚性姿勢誘発めまい（ＰＰＰＤ）の存在も注目を集めています。

ＰＰＰＤは２０１７年めまい最大の国際学会であるバラニー学会から診断基準が発表され、広く知られるようになった疾患です。日本でも従来、「診断が付かず、何も治療ができないため、放置せざるを得なかった厄介なめまい」として扱われてきた「めまい症」の多くがこのＰＰＰＤに含まれると考えられています。

このように、めまいに対する研究は近年、着実に進んでいますが、日本において診断基準が明確に定められためまい疾患は、今のところ16種類です。多くは一般の人にとっては聞き覚えのないものばかりだと思います。良性発作性頭位めまい症、前庭神経炎、遅発性内リンパ水腫などのほか、先ほどの持続性知覚性姿勢誘発めまいも非常に覚えづらい名称です。

そのなかで、唯一といっていいくらい、耳なじみのある疾患名はメニエール病です。最近では、芸能人や著名人がメニエール病と診断されたということがニュースで報じられるケースも増えましたから、どんな病気か詳しくは分からなくてもメニエール病という名前を聞いたことがあるという人は多いと思います。

そのため一般の人たちの間でも、「めまい＝メニエール病」という安易なイメージが定着してしまったのではないかと思います。

「めまい＝メニエール病」というイメージが定着したのは、一般の人たちの間だけではありません。医師の間でも同様で、患者から病名を尋ねられたとき、病気の説明が素人には理解しにくい場合診察室でこんな会話が繰り広げられます。

患者「病名は何ですか？」
医師「前庭神経炎に続発した良性発作性頭位めまい症です」
患者「それはメニエール病とは違う病気ですか？」
医師「メニエール病とはまるで違う、別の病気です」
患者「どこが違うのですか？」
医師「うーん、遠い親戚みたいなものかな」

なぜ、こういう会話が繰り広げられるかというと、めまいには多くの器官や神経が関係しており、発生の機序が複雑であるため、めまいが起きる仕組みを分かりやすく説明する時間が、忙しい耳鼻咽喉科の外来では不足しがちになるからだと思います。

しかしこう聞いた患者は自分がメニエール病だと勘違いしてしまうかもしれません。

また医師の間でメニエール病の診断基準を正しく理解している人が少ないという事情も「めまい＝メニエール病」に起因しているかもしれません。

かつて、メニエール病の講演会で演者として呼ばれたとき、私はちょうど良い機会だと思い、メニエール病診療ガイドライン（２０１１年度版）に関して参加者65人に事前アンケートを採りました。

その結果、「診療ガイドラインの存在を知らない」と答えた人が24％、「知っているが読んだことがない」と答えた人が32％、「中身を読んだことがある」が22％、「ガイドラインを持っている」が16％、「ガイドラインを熟読した」はわずか6％という結果でした。

講演会の参加者は9割以上、耳鼻咽喉科の医師でした。しかも、メニエール病の講演会に出席したということは、ある程度、めまいに興味がある医師と推測されます。

それにもかかわらず、「診療ガイドラインの存在を知らない」あるいは「知っているが読んだことがない」と答えた人は、過半数にも及びました。

しかしこのアンケート結果は、10年以上前のものです。最近は、医学会全体でガイドラインに基づいた正しい診断や治療を行いましょうという機運が高まっていますので、２０２０年度版のメニエール病診療ガイドラインは、もっと多くの人が読んでいることが十分期待されます。

１９８０年代以前は、めまいを診察できる日本の医師は少なかった

めまいという言葉の歴史は非常に古く、日本では平安時代の書物にも言葉が残されています。めまいのことを現在でも「眩暈」と漢字で書きますが、平安時代の辞書、和名類聚抄《わみょうるいじゅしょう》には、「眩」という言葉について、「女久流女久夜万比（めくるめくやまひ）」と説明されています。

しかし、このままでは長すぎるため、やがて「めくるめくやまひ」の「め」と「まひ」だけが残り、「眩」の状態を「めまひ」と言うようになったのではないかと推測されます。

このように、１０００年以上も前から、人はめまいの症状に悩まされていた一方で、その原因や経過、治療法などについては、長く明らかにされてきませんでした。

私が旭川医科大学を卒業したのは１９８０年のことで、耳鼻咽喉科に入局後、神経生理学教室で大脳と脊髄をつなぐ脳幹に存在する「前庭神経核」について研究していました。

しかし当時は、めまいに関する治療法はあまり明確には確立されていませんでした。

一方、世界に目を向けてみると、めまいに関する学会としては世界最大となるバラニー学会が設立されたのは1960年のことです。その頃から、多くの日本人の医師や研究者がアメリカやヨーロッパへ留学し、めまいに関連した基礎医学や臨床を学び、1970年代頃から、少しずつめまいを専門に診察する医師が日本にも増え始めました。

めまいは診断が非常に難しい症状です。原因が複雑ですし、複数の要因が絡み合って症状として出現していることも少なくありません。

しかも、患者の訴える「めまい」はあくまでも個人の主観的な感覚であり、漠然としています。「フラフラ」「ふわふわ」「ぐるぐる」など、表現の仕方も人によって異なりますし、頭部のCT検査やMRI検査を行っても、何も異常が見つからないことも少なくありません。意識状態、言語、脳神経、運動系、感覚系などに異常がないか調べる神経学的検査においても、おかしなところを示唆する兆候が認められなければ、症状の原因を見つけることもできません。

一般的に、診断の「王道」はこれまでの病歴や身体所見から症状を鑑別し、また、画像検査や、血液検査などを行って疾患を除外したり、確定したりすることです。しかし、めまいの診断は、この「王道」が役立たないことが少なくありません。そのため、経験豊富な医師でさえ、めまいの診断は難しいと感じてしまうのです。

めまいを専門的に診続けている医師でない限り、数少ない患者の情報から総合的かつ客観的にめまいの原因となる疾患を探り当てるのはなかなか難しい作業です。

それなら患者にとってもなじみ深く、一般的に知名度の高いメニエール病疑いと診断する医師が多いのは、やむを得ないことなのかもしれません。

メニエール病と診断されても少し落ち着いて考えてみる

現在、多くの患者がメニエール病と過剰診断されている可能性があります。

そうした現状を改めるために、医師は「メニエール病に関する正しい知識を持つ」ことが必要ですが、一方、患者サイドも医師にメニエール病と診断されても、「必要以上に落胆しないで、少し落ち着いて考えてみる」という姿勢が大切だと思います。

一般社団法人日本めまい平衡医学会が定める16の疾患のなかで、最も症例数が多いのは、「良性発作性頭位めまい症」です。

じっとしているときにはめまいの症状は出ませんが、寝返りを打ったり、目薬をさそうとして上を向いたりするなど、頭の位置を変えたときにめまいが起きる病気です。ぐるぐると回転するようなめまいが感じられ、1回の発作はたいてい数分以内でおさまります。

メニエール病と違って耳鳴りや難聴は起きないので、メニエール病との見分け方はあまり難しくないのですが、なかには良性発作性頭位めまい症とメニエール病を間違われて診断されてしまうことがあります。

メニエール病と良性発作性頭位めまい症では、治療法も治療経過もまったく異なります。メニエール病と診断され、メニエール病の治療を行ったところで、良性発作性頭位めまい症は改善しませんが、自然治癒傾向がある病気なので、なんとなく治癒するケースもあります。

メニエール病とよく間違われやすい疾患に、「突発性難聴」があります。これは文字どおり、突然、難聴が起きる疾患で、強い回転性めまいを伴うことが多いことから、メニエール病と診断されることがあります。

逆に、めまいを伴う突発性難聴と診断し、治療したあとにもめまい発作が頻発する症例もあります。その場合、メニエール病の初回発作の可能性があり、後日診断が変わることもありますので注意が必要です。

このように、メニエール病と見分けづらい病気も多いことから、ふらつきや、耳閉感などの不定愁訴が多く、時々回るようなめまいがすると訴える患者に対し、メニエール病の疑いがあると拙速に診断する医師には注意が必要です。

「治療を続けているのに、いつまで経っても症状が治らない」との理由で、結局、ほかの医師へセカンドオピニオンを求めることになることもありますし、場合によっては、納得いく治療が受けられるまでドクターショッピングを繰り返すこともあります。

そのため、「メニエール病は治りにくい病気」「メニエール病は不治の病」というイメージがつきまとってしまうのだと思います。

患者のなかには、その誤ったイメージが強いためか、過剰にサプリメントや健康食品に頼ったり、医学的にエビデンスのない自己流の民間療法を行ったりする人も少なくありません。

しかしメニエール病は、正しく診断をし、適切な治療を行えば、治りやすい病気です。これまで医師に「メニエール病ですね」と診断されたことがある人や、受診はしていないけれど症状などから「きっとメニエール病に違いない」と自己判断している人は、ぜひ、メニエール病に関する理解を深め、自分の病態を適切に理解してほしいと思います。

［第2章］

ストレスによる内耳・内リンパ水腫で発症メニエール病の原因

１８６１年、メニエール病の登場

「メニエール病」は、１８６１年にフランスの医師プロスペル・メニエールが発表した論文に起源をもちます。

当時、「めまいは脳疾患が原因となって起きるもの」という考えが一般的でした。しかしメニエール医師は、内耳からも、めまい発作が起こるのではないかと考えていたようです。

パリ国立聾唖《ろうあ》（耳が聞こえなく、言葉が不自由な状態）研究所に勤務していたメニエール医師は長い間、重度のめまい発作を繰り返すけれど、脳には器質的な病変が見られない症例に対し、以下のように報告しています。

「健康な若者が、なんの理由もなく突然に、めまい、吐き気、および嘔吐《おうと》に襲われ、頭を少しでも動かせばめまいと嘔吐を繰り返した。医師が呼ばれ、発作がいわゆる脳充血に酷似するのでその診断で治療を行うが、患者は強大な耳鳴りの存在を医師に伝える。そこで、患者は耳の病気に詳しい医師の診断を受けたところ、医師は患者自身が気付いた難聴と、めまい発作がほぼ同時に発症したことを聞き取った」（「Menièreの原著とその周辺第三編　Menièreの主論文〈2〉」〈飯沼壽孝著〉より一部抜粋）

これは、めまいと難聴がほぼ同時に起こりながら、脳疾患とは関連がないことを示唆しています。症例に関する詳細な記載も、現代におけるメニエール病の症状とほぼ同じです。

現在でも、激しい回転性のめまいが起こり、脳神経外科に救急搬送されて脳のＭＲＩ検査をしたところなんの異常も見つからず、担当医師から「これは耳が原因だよ、耳鼻咽喉科を受診しなさい」と言われる患者は大勢います。

しかし、メニエール医師の時代と現代とで決定的に異なるのは、メニエール医師が生きていた時代は、「めまい発作はすべて脳の充血が原因で起きる」と考えられており、まさか、内耳からめまいが起きるとはまったく考えられていなかったという点です。

１８６１年に発表された論文のなかには、高度の難聴とめまい発作を起こし、数日で亡くなった少女の病理解剖所見が詳しく記載されています。この記載によると、少女の大脳、脊髄には何も病変がなく、唯一内耳に血清様の液体が充満していたとあり、この事実が、めまいは内耳からも起こることを証明した最初の論文と現在も認識されています。

　不幸なことに、メニエール医師は論文を発表した翌年の１８６２年２月、インフルエンザ肺炎で死去しています。内耳を原因とするめまいを「メニエール症候群」と命名しようと提案したのは、耳鼻咽喉科学の創始者といわれているウィーン大学のポリッツアー教授です。

　彼は１８６７年、メニエール医師が主張していた疾患と同様の症例を発表し、内耳出血など内耳の病気が原因で、耳鳴りや難聴を伴うめまいを「メニエール症候群（メニエール病）」と呼称しました。そのため、メニエール医師自身は発見に対して自分の名前がつけられたことは知る由もありません。

　現在、日本ではめまいが起きたとき、脳神経外科よりも耳鼻咽喉科を受診する患者のほうが圧倒的に多くなっています。それは、今から１６０年以上前のメニエール医師の発見があったからこそ、といっても過言ではありません。

最初に病理的診断を行ったのは日本人？

1861年にメニエール医師により、内耳疾患がめまいの原因になることもあるということが世界で初めて提唱されましたが、病理解剖所見は記述のみで、具体的証拠はありませんでした。

1938年、のちにバラニー学会の創設者の一人となるイギリスの研究者ホールパイクが、非常にエポックメーキングな論文を発表し、世界を驚かせました。その論文は世界で初めて、メニエール病の側頭骨病変を顕微鏡写真入りで記載しており、「メニエール病は、内リンパ水腫を原因として発症する」という概念を確立させたのです。

論文では2症例について報告されており、いずれもメニエール病と診断され、治療のため第Ⅷ脳神経（聴神経と前庭神経）を切断した翌日、小脳出血にて死亡し、側頭骨の病理標本が作成されたものでした。手術は全身麻酔で行われ、2例とも病状や検査所見が詳しく記載されており、現在のメニエール病診断基準にもほぼ合致しています。

ちなみに、この第Ⅷ脳神経切断術は、イギリスではメニエール病に対する伝統的治療の一つです。私も１９９２年にロンドンでその手術を見学したことがあります。緊張を要する開頭手術であるにもかかわらず、日本ではあまりなじみのない、神経耳科・外科医が麻酔科医と談笑しながら短時間で切断していたのを見て、メニエール病の治療に対する日本とイギリスの違いに驚いた記憶があります。

こうして１９３８年、イギリスから、メニエール病の病態は内リンパ水腫であるという驚きの報告がなされましたが、偶然、同じ年に日本でも同様の論文が発表されています。

１９３８年４月、第42回大日本耳鼻咽喉科会総会で、当時大阪帝国大学耳鼻咽喉科教授であった山川強四郎が、メニエール病患者の側頭骨病理所見を発表しました。そして同年12月号の大日本耳鼻咽喉科会会報に、「メニエール氏症候ヲ呈セシ患者ノ聴器」と題して報告しています。

大阪帝国大学産婦人科の教授緒方十右衛門は生前、メニエール病で非常に苦しんでおり、常々、「自分が死んだら病理解剖をして、研究に役立ててほしい」と語っていました。そして彼が61歳のときに肺炎が原因で死亡したあと、周囲は彼の遺言を守り、山川教授へ病理解剖を委ねました。そして教授は側頭骨病理組織検査を行い、左耳に内リンパ水腫を認めました。

同じ年にイギリス人と日本人の研究者が新事実を発見したのは、非常に驚くべき偶然でした。

現在であれば、クリック一つで世界中の情報を瞬時に入手することができますが、まだ第二次世界大戦も開戦していなかった当時、９０００キロメートル以上も離れたイギリスと日本で情報が共有できたとは、考えることはできません。

そのため現在では、１９３８年にイギリス人のホールパイクと日本人の山川教授が偶然にもほぼ同時にメニエール病患者の側頭骨に内リンパ水腫を発見した、という認識が広く普及しています。

耳の構造を簡単に理解する

耳は大きく分けて、外耳、中耳、内耳という３つの部分に分けることができます。

・外耳

まず外耳とは、耳介《じかい》（耳たぶがついている、いわゆる「耳」）と外耳道《がいじどう》（耳の穴）から構成されています。

外耳道は成人の場合、約3・5㎝の長さであり、いちばん奥には鼓膜という薄い膜が張られています。

・中耳

鼓膜から奥の部分を中耳といい、これは簡単にいえば空気で満たされた部屋のようなものです。この部屋のことを鼓室といい、その鼓室内にはツチ骨、キヌタ骨、アブミ骨という3つの小さな骨（耳小骨）があります。

・内耳

中耳よりさらに奥にあり、側頭骨のなかに埋もれている部分を内耳といいます。内耳には耳石器が存在する「前庭」「三半規管」「蝸牛《かぎゅう》」という3つの部位があります。

耳（内耳）の構造と働き

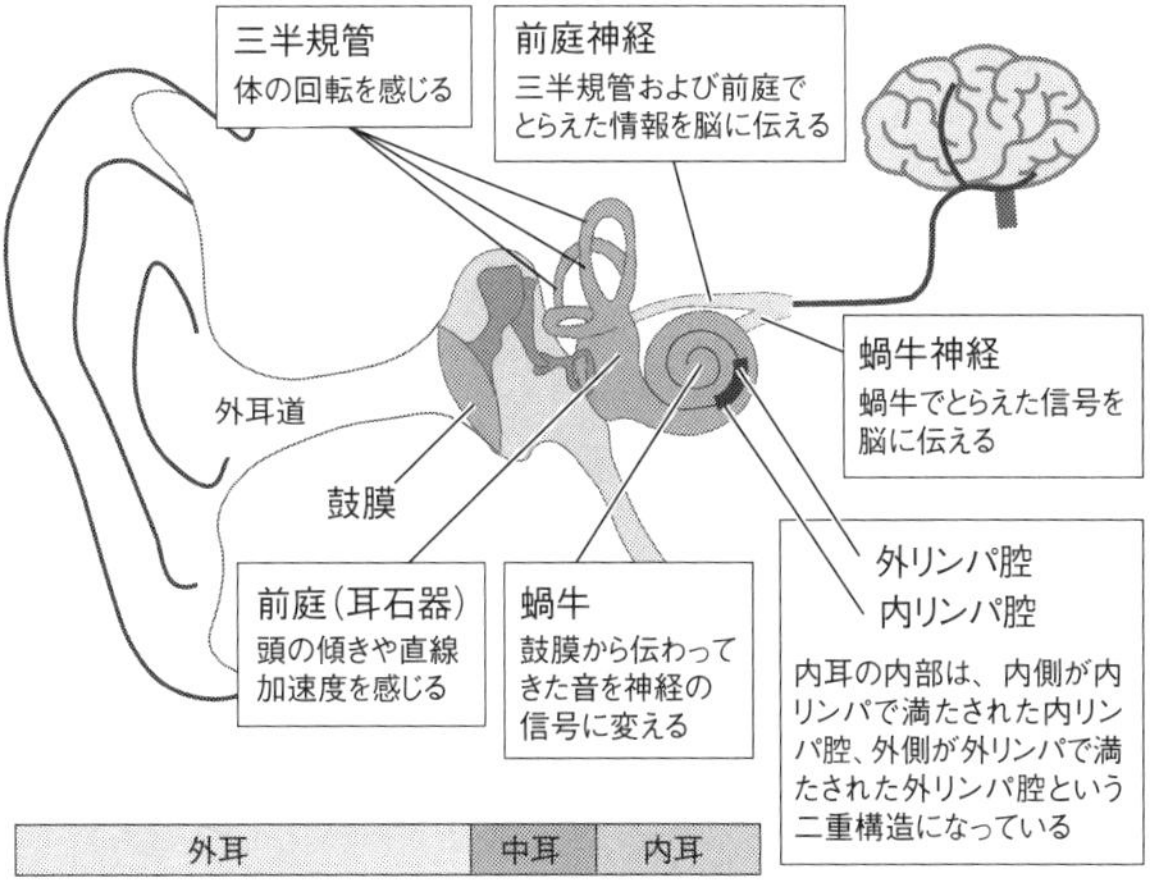

　これらのうち、前庭と三半規管は平衡感覚をつかさどり、蝸牛は音を感じ取るセンサーとしての役割を果たしています。

　ちなみに蝸牛は蝸牛（かたつむり）に形状が似ていることからこの名前がついており、この蝸牛のなかには蝸牛管と呼ばれる管がおさまっています。そして、管のなかには片耳に約1万5000個の有毛細胞という細かい毛がついた細胞が並んでいて、これが音の振動を電気信号に変え、脳に送っています。

　つまり、人間が音を聞きとることができる仕組みをまとめると、①空気の振動として耳介が音を集める、②外耳道を通って振動が鼓膜に伝えられる、③振動が耳小骨で増幅される、④蝸牛の有毛細胞が音波による機械的振動を電気信号に変え、蝸牛神経を介して脳に伝える、というようになります。

一方、三半規管にある有毛細胞は体の回転で生じるリンパ液の流れを、耳石器にある有毛細胞は体の水平や垂直運動で生じる耳石のズレを電気信号に変え、前庭神経を介して脳に伝えます。

メニエール病の本体は内リンパ水腫

メニエール医師が発見したように、メニエール病で特に問題となるのは「内耳」の部分です。

内耳は「前庭」「蝸牛」「三半規管」という3つの部位を収めており、内耳の内部はリンパ液で満たされています。

内耳の構造はとても複雑で、まるで迷路のような作りになっています。この迷路は二層構造になっていて、骨で囲まれている部分を「骨迷路」、骨迷路の内側にあり、膜で覆われた部分を「膜迷路」と呼びます。

そして、骨迷路と膜迷路の間には外リンパ液、膜迷路の中には内リンパ液が流れています。外リンパ液と内リンパ液ではまったく成分が異なっており、内リンパ液はカリウムイオンの濃度が高く、一方、外リンパ液はナトリウムイオンの濃度が高い構成になっています。そのためこれらは明確に分断されており、決して混ざり合うことがありません。

内耳の一部である三半規管は、体の回転感覚をつかさどる部位として知られています。なぜ、三半規管がきちんと働くことによって頭や全身の位置がまっすぐかどうか分かったり、体のバランスをキープしたりできるのかというと、三半規管の内側が内リンパ液で満たされているためです。

三半規管の内側は内リンパ液で満たされており、頭を動かすと必然的にリンパ液の流れが変わります。このように、内リンパ液の流れの変化から体の回転を感じ取り、平衡感覚を保つことができる、という仕組みです。

ホールパイク教授や山川教授は、メニエール病で問題となるのは内リンパ水腫であり、

メニエール病の病態

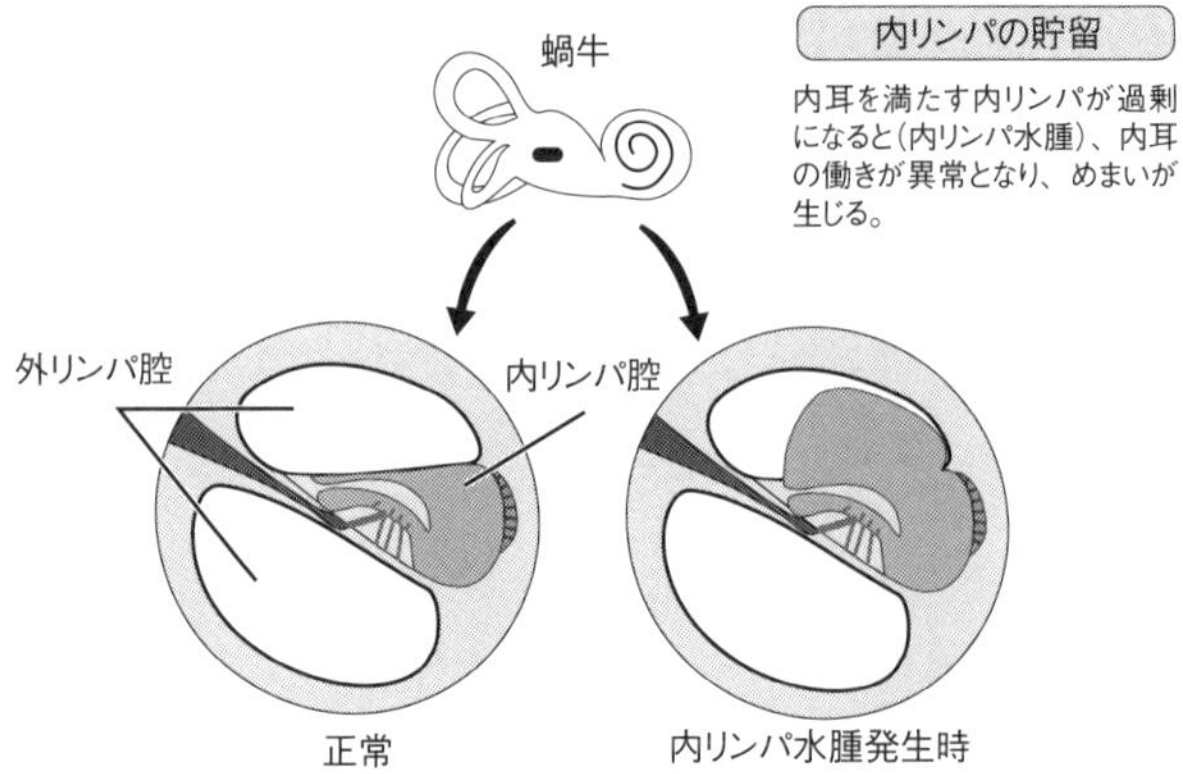

興和株式会社「『めまい』受診におけるポイントとは?」を基に作成

彼らは内リンパ水腫が起きることによって激しいめまい発作や難聴が発生するのではないかと考えました。

内リンパ水腫とは、内リンパ液が過剰に増え、内リンパ腔（内リンパ液が満たされている空間）が水ぶくれ状態になる病態です。

内リンパ腔は、ほとんどほかの部位と交通しておらず、独立性を保持しています。内リンパ液はたえず新しく作られており、それとほぼ同じ量が体内に吸収されることによって、容量が一定に維持されています。

いってみれば、内リンパ腔は孤立した湖のようなものであり、その水は新たに生産されたり、循環吸収されたりすることで、生態系が維持されているようなイメージです。

そのため、もし産生過剰になったり、吸収阻害が起きたりしてそのバランスが破綻すると、内リンパ腔が水ぶくれ状態になることは、容易に想像がつきます。

こうして起きるのが、内リンパ水腫です。

内リンパ水腫の原因は、内リンパ液の産生過剰か吸収阻害のいずれかですが、現在までの動物実験の結果からは、吸収阻害によるのではないかと考えられています。

内リンパ液には大量のカリウムイオンが含まれています。

カリウムイオンには、神経細胞の活動を麻痺させる働きがあります。内リンパ水腫がなんらかの原因で急速に進行し、内リンパ腔を支えている薄い膜の機能が破綻すると、外リンパ液のカリウム濃度が急速に増加し、激しい回転性のめまいや聴力の低下が長時間続くと考えられています。これがメニエール病のめまい、難聴発作と呼ばれるものです。

ただし、これが本当に真実かというと、若干、疑問は残ります。

１９７４年、日本では厚生省（当時）によりメニエール病が特定疾患に指定されました（２０１５年に指定解除）。その際、厚生省特定疾患メニエール病調査研究班によって「メニエール病診断の手引き」が作成されました。その後、２００８年に手引きの改訂が行われた際には、メニエール病の病態を内リンパ水腫であると位置付け、診断基準を明確化しています。

現在では、メニエール病の病態は内リンパ水腫であるとする考え方は一般的なものとなっていますが、そもそもこの内リンパ水腫がなぜ起きるのかということについてはまだ明確な答えが得られていません。内リンパ水腫がメニエール病に至るまでのメカニズムについても、依然、不確実性が残っています。

また、内リンパ水腫では内耳における内リンパ液の流れが滞りますが、その原因としては、内耳の血流が悪くなっているからではないかという考えもあります。

しかし内耳の血流を直接観察することは構造上不可能であるため、内リンパ水腫が起きるメカニズムについてはいまひとつ明確になっていません。現在では、寝不足や過労など身体的・精神的ストレスが大きく関与しているのではないかと考えられています。

ここで重要なことは、「内リンパ水腫はメニエール病の原因ではない」ということです。メニエール病における最終的な内耳の病態は内リンパ水腫ですが、それは結果であって、メニエール病の本当の原因ではありません。

メニエール病の原因自体はいまだ不明のまま残されている、という事実を認識しなくてはなりません。

近年では医療技術が進化したことにより、ＭＲＩ検査によって内リンパ水腫を描出することができるようになり、以前に増して、メニエール病と内リンパ水腫の関係性が明らかになりつつあります。今後もっと研究が進めば、内リンパ水腫とメニエール病の関係性についても、ますます明確になるだろうと考えています。

最大の誘因はストレス

内耳を細かく観察すると、中央あたりに尻尾のようなものがあります。これが内リンパ管と内リンパ嚢《のう》です。

内リンパ嚢と内リンパ管

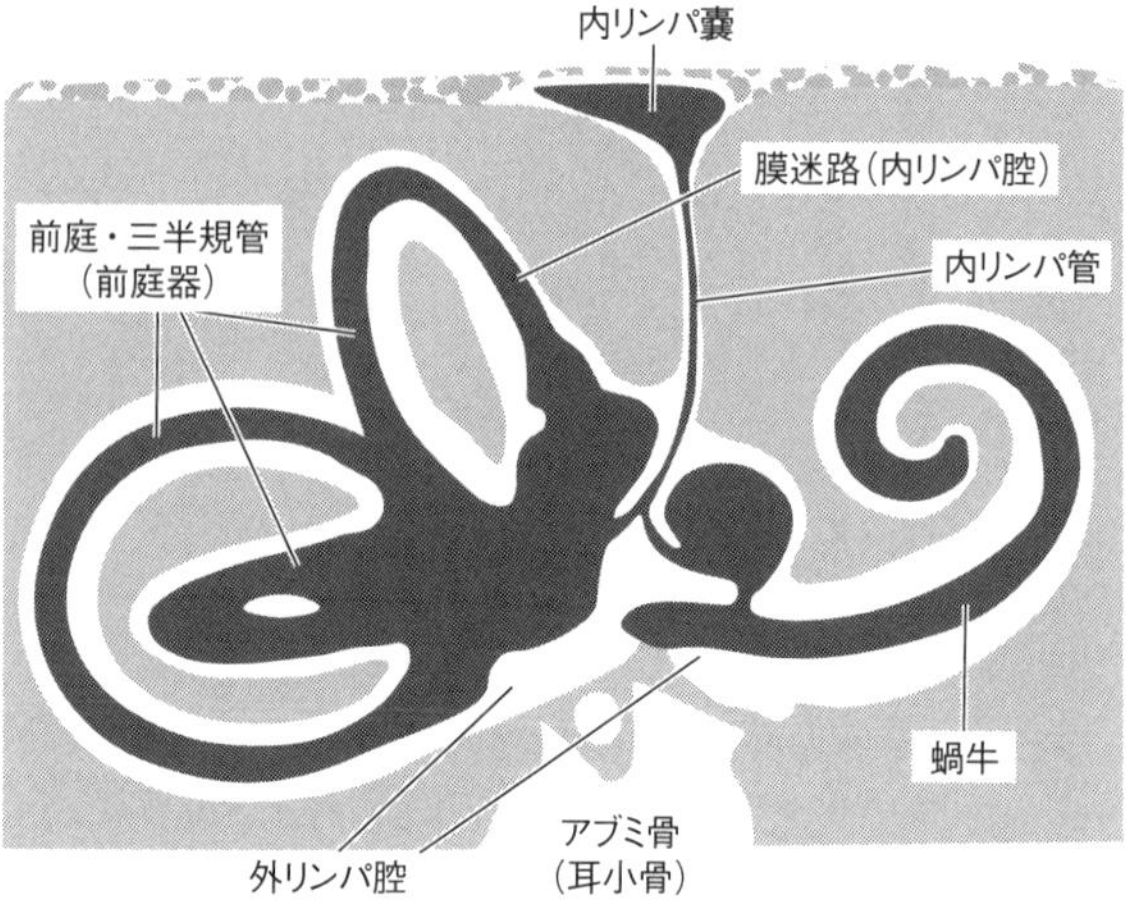

内リンパ管は、内リンパ液を内リンパ嚢に導く働きをしています。一方内リンパ嚢は、小さな袋状の構造をしており、内耳のリンパ液の流れを調整したり、内リンパ液を吸収したりするのに重要な部分です。

これらの部位は、メニエール病の理解においては重要な存在ですが、メニエール病を除く内耳の病気ではあまり重要視されないため、内耳のイラストでは多くの場合、省略されています。

内リンパ水腫の原因が内リンパ液の吸収阻害だとすると、内リンパ管と内リンパ嚢が機能不全になれば、内リンパ液は必然的に吸収阻害に陥りますから、内リンパ水腫が発症します。

これに着目し、モルモットの内リンパ管と内リンパ囊を外科的に閉塞して、内リンパ水腫モデルを作成した論文は多くありますが、そのなかでも世界的に有名なのは、ハーバード大学のロバート・キムラ先生の論文（１９６５年）です。

ただし、このモルモットは内リンパ水腫を人工的に発症させることには成功しましたが、残念ながら、難聴やめまい発作などメニエール病の主症状を起こしていません。そのため正確には、「内リンパ水腫の動物モデル」ではあっても、「メニエール病の動物モデル」とは言うことができません。

ということは、内リンパ水腫の状態からメニエール病を発症するには、特定の誘因が必要だという推論が浮かんできます。

メニエール病の病態は内リンパ水腫ですが、検査をすると、メニエール病の症状がない人でも内リンパ水腫が起きていることは少なくありません。

例えば、急に低音だけが聞き取りづらくなったという症状を引き起こす疾患に、急性低音障害型感音難聴がありますが、この場合も病態の多くは内リンパ水腫です。しかし急性低音障害型感音難聴の場合、10分以上に及ぶめまい発作は伴わないので、メニエール病とは診断できません。

そうなると、メニエール病の発作は何によって誘発されるのかという疑問が浮かんできます。この答えの一つとして浮上してくるのが、ストレスです。

メニエール病発作の誘引に、ストレスが関与していることは臨床的には知られている事実です。多くの動物実験によってその証明が試みられています。

また、メニエール病では、ストレスホルモンであるバソプレシン（抗利尿ホルモン）の異常が見られ、めまい発作時にこの濃度が上昇するという報告もあります。

そこで、あらかじめ内リンパ嚢を閉塞し、内リンパ水腫の状態を人工的に作成したモルモットにバソプレシンを一定量注射したところ、内リンパ水腫が増大し、数時間後には、メニエール病で観察されるような眼振や、体が傾く平衡機能異常などが観察されました。

この実験の結果から、メニエール病の発症にはストレスが誘因になり得ることが分かります。

メニエール病は性格も関係する

メニエール病に限らず、ストレスとめまいは非常に関連が深く、メニエール病のほかにもストレスが引き金となり得るめまいにはさまざまなものがあります。

そもそも急性のストレスとは、外界からさまざまな情報を得て、交感神経が刺激され、血圧を上昇させたり、心拍数を増やしたりすることであり、人間のみならず生物の本能的な反応です。

しかしそうしたストレスが慢性化すると、精神機能に異常を起こして、ＰＴＳＤや反応性うつ病の発症につながります。

このように、刺激に対して過敏に反応してしまうストレス不適応によって不安障害に陥ると、さまざまな身体反応が生じるようになり、その一例としてめまいがあります。研究によれば、所見のない慢性めまい患者のうち、約70％が抑うつや不安障害を合併していることが報告されており、ストレスとめまいの関係性は根深いと考えられています。

一方、メニエール病もストレスが関与するめまいとして考えられています。

研究によると、メニエール病患者においては副腎皮質刺激ホルモン（ＡＣＴＨ）や血中コルチゾールが高値となっていますが、これは、ストレスが多くかかっている証拠です。また、バソプレシンも高値を示していることから、メニエール病の患者は平時よりストレスをためやすい性格であることがうかがえます。

さらに研究によると、難治性メニエール病患者の約40％に神経症傾向が、約60％に抑うつ傾向が見られることも分かっています。また、長期にわたって日本で行われてきた疫学調査によれば、メニエール病患者は、きちょうめんで神経質な性格の人が多いということも明らかになっています。

このようなことから、メニエール病患者は日頃強いストレスを感じており、その結果としてストレスホルモンが増加して、さまざまな身体症状を引き起こしていることが推察されます。

メニエール病は内耳心身症か？

こうした観点から導かれるのが、メニエール病は心身症の一つではないかという考えです。

心身症とは、簡単にいえば、精神的なストレスが発症や経過に密接に関わった体の症状の総称です。例えば、大きなストレスを抱えると胃に穴が開くといわれます。これはストレスがたまると胃潰瘍の原因になり、胃に穴が開いた状態（穿孔《せんこう》）を引き起こすこともある、という意味です。この場合、胃潰瘍はストレスを原因としているため、心身症ということができます。

メニエール病もこれと同じく、ストレスが発症や経過に深く関わっていることが推察されるため、内耳心身症であるとする考え方もあながち否定できません。

例えばメニエール病患者ではバソプレシンが高値を示しますが、そもそも精神的あるいは肉体的ストレスは体内におけるバソプレシンの分泌を増加させ、バソプレシンは抗利尿作用があることから体内の水分量を増加させます。これにより内リンパ水腫が悪化して、メニエール病の発症につながっているのではないかと考えられるのです。

近年ではさらに研究が進んでおり、精神的なストレスのほかにもメニエール病の症状を引き起こしたり、増悪させたりする誘因として、さまざまなものが考えられています。

その代表的なものは睡眠不足や過労などの肉体的ストレスです。

なぜ、肉体的ストレスがメニエール病の症状を誘発するのかというメカニズムは、まだ明確にされていませんが、三半規管はストレスや疲労などの影響を受けやすいため、めまいなどの発作が起きやすいのではないかと考えられています。

特に寝不足になると自律神経が乱れて交感神経が優位の状態が続き、血管が収縮します。すると三半規管や脳へ十分な酸素や栄養が行き届かなくなり、働きが鈍くなります。実際、メニエール病の患者に対し、生活習慣を追跡調査したところ、約40％に睡眠障害がみられたという報告もあります。

また、過労など肉体的な疲労が蓄積することも自律神経のバランスを乱すことにつながり、それによって三半規管が影響を受け、めまいや吐き気などの症状を引き起こすのではないかと考えられます。

メニエール病になりやすい人は、もともと内リンパ嚢の機能不全を素因として持っており、そこに精神的・肉体的ストレスが加わることで発症するのではないかといわれています。

気圧の変化もメニエール病の症状を誘発する一因であることが分かっています。

メニエール病も気象病の一つといわれており、気圧の変化によって症状が起こることがあります。メニエール病の発作と気象との関連性については、過去に「厚生労働省メニエール病調査研究班」が疫学調査を行っており、メニエール病を発症する要因として、気圧の変化が10%を占めていたことが明らかになっています。

メニエール病の発作は、一般に気圧が下がると起こりやすく、また、梅雨の時期に多く見られることが分かっています。そのため、天気予報を見ることで、ある程度、めまいを予測できることになり、事前に服薬したり外出を避けたりするなどの対策を採ることができます。

好発年齢は30～50歳　男性より女性に多く発症する

メニエール病は男女問わず発症しますが、研究により、女性に多く見られることが分かっています。これには、ストレス反応における男女差が関係していると考えられます。

多くの研究により、男性に比べて女性のストレス反応が低い傾向にあることが示唆されており、例えばパニック障害の有病率は、女性は男性の2倍高いことが分かっていますし、ＰＴＳＤの有病率も同じく、女性は男性の2倍です。

これには女性ホルモンの影響や、ライフステージにおける変化が男性に比べて女性のほうが大きいことなどが原因として考えられますが、女性のほうがストレスに弱いという現実は、メニエール病の発症のしやすさにも表れています。

少し前の研究になりますが、１９７１年1月から１９７６年7月まで継続して行われた調査によると、メニエール病の性別頻度は男性33％、女性67％となり、女性の有病率は男性に比べて約2倍高いことが分かりました。

また、発症年齢を見ると、40代が最も高く、30代から50代までに発症した患者が、全体の60%を占めています。

女性の30代や40代といえば、家事、育児、仕事の兼業で忙しい年代です。50代になれば、高齢となる親の世話に追われる人も多いと思います。

そうした生活において、肉体的、精神的ストレスが誘因となってメニエール病を発症する人が多いというのは、非常に納得のいく考えです。

日本で行われた疫学調査によれば、メニエール病を発症する患者の男女比は、１９７０年代は男性が多数でしたが、１９８０年代に入ると女性が多くなったという結果を示しています。

おりしも、１９８５年には男女雇用機会均等法が成立し、女性の社会進出がいよいよ活発化し始めた時期です。働く女性が増え、職場での活躍が目立つようになったその裏では、ストレスを抱える女性の数も増え、メニエール病のみならず、心身症に悩まされる女性も多くなったことも考えられます。そうした時代背景とともにメニエール病は患者数を増やし、また、社会的な知名度を確実に伸ばしていったのです。

［第3章］

めまい、難聴、耳鳴りが同時に起こるメニエール病の症状

ガイドラインでは、メニエール病はどのように定義されるか？

現在、日本で標準的に使用されているメニエール病の診断基準は、1987年、日本平衡神経科学会（現・日本めまい平衡医学会）によって作成され、2017年に改訂されたガイドラインです。今後、改訂が繰り返される可能性はありますが、現時点ではこのガイドラインに沿って診断することが推奨されています。

「診断」の項目をみると、「メニエール病確定診断例」には「A：症状の3項目を満たし、B：検査所見の5項目を満たしたもの」と書かれています。すなわち、「A：症状」と「B：検査所見」に記載されたすべての条件が満たされて、初めてメニエール病確定と診断されます。

ただし、一般臨床では、メニエール病の診断は「確実例」で十分であると思います。あえて「確定例」まで求めるのは、過剰検査に陥る可能性もあると私は考えています。

「A：症状」に記載されている項目のほとんどは、患者が訴える症状です。どのようなめ

メニエール病診断基準 2017 年

A　症状	[1]	めまい発作が反復する。めまいは誘因なく発症し、持続時間は 10 分程度から数時間程度。
	[2]	めまい発作に伴って難聴、耳鳴り、耳閉感などの聴覚症状が変動する。
	[3]	第Ⅷ脳神経以外の神経症状がない。
B　検査所見	[1]	純音聴力検査において感音難聴を認め、初期にはめまい発作に関連して聴力レベルの変動を認める。
	[2]	平衡機能検査においてめまい発作に関連して水平性または水平回旋混合性眼振や体平衡障害などの内耳前庭障害の所見を認める。
	[3]	神経学的検査においてめまいに関連する第Ⅷ脳神経以外の障害を認めない。
	[4]	メニエール病と類似した難聴を伴うめまいを呈する内耳・後迷路性疾患、小脳、脳幹を中心とした中枢性疾患など、原因既知の疾患を除外できる。
	[5]	聴覚症状のある耳に造影 MRIで内リンパ水腫を認める。

［診断］

メニエール病確定診断例	[A]　症状の3項目を満たし、 [B]　検査所見の5項目を満たしたもの。
メニエール病確実例	[A]　症状の3項目を満たし、 [B]　検査所見の1～4の項目を満たしたもの。
メニエール病疑い例	[A]　症状の3項目を満たしたもの。

〈診断にあたっての注意事項〉
メニエール病の初回発作時には、めまいを伴う突発性難聴と鑑別できない場合が多く、診断基準に示す発作の反復を確認後にメニエール病確実例と診断する。

日経メディカル「メニエール病診療に新たな選択肢登場」より作成

まいが、どれくらいの時間持続するのかなど、めまいの詳細を検査で把握することはできません。また、難聴や耳鳴り、耳閉感も患者の自覚症状です。

3つ目の「第Ⅷ脳神経（聴神経と前庭神経）以外の神経症状がない」というのも、患者の自覚症状です。内耳の役割は、平衡感覚と聴覚ですから、内耳神経が障害を受ければ平衡感覚を保てなくなったり、音を正しく認識できなくなったりします。

つまりメニエール病はめまい、難聴、耳鳴り、耳閉感が起きるということであり、診断基準にのっとれば、そのほかの神経症状がないものがメニエール病と診断されます。

一方、「B：検査所見」に記載されている項目は、すべて検査によって分かることです。例えば1に書かれている純音聴力検査とは、健康診断などで一般的に行われている聴力検査より精密な検査です。低い音（125ヘルツ）から高い音（8000ヘルツ）まで、合計7つの周波数の音を患者に聞かせ、聞こえの程度が正常か、もし異常があるなら、どの周波数の音が聞きとりづらいのかなどを把握する検査です。

ガイドラインでは、「メニエール病はこの聴力検査において異常が見られ、またfamめまい発作が起きるのに伴って聴力の低下が起きる」と述べられています。

２の平衡機能検査や、３の神経学的検査も、医師によって行われる検査ですし、４では、「メニエール病と混同されやすい疾患の可能性が確実に除外されること」をメニエール病と診断する際の基準として定めています。

さらに5では、聴覚障害のある耳に造影ＭＲＩという検査を行い、内リンパ水腫が認められればメニエール病と診断される、と述べられています。

要するに、患者の自己申告に基づく症状だけではメニエール病と判断することはできず、医師による検査を行って、初めてメニエール病と診断されます。

「診断」の項目の３つ目に「メニエール病疑い例」とあり、「A症状の3項目を満たしたもの」と書かれています。

つまりなんの検査も行わず、めまいや難聴の症状だけを聞いて、「メニエール病ですね」と診断するのは、確定診断ではなく、あくまでも「疑い例」であるということになります。

しかし、現実にはおそらくこの「疑い例」が多いことが予想され、これがメニエール病の過剰診断の実態なのかもしれません。

造影ＭＲＩ検査は最終診断

造影ＭＲＩ検査とは、造影剤を使用して行うＭＲＩ検査のことをいいます。

ＭＲＩ検査は非常に強い磁石と電磁波を利用して、体の臓器や血管などを細かく調べる検査です。強い磁石でできた筒のような検査機器のなかに身を横たえると、縦や横、斜めなどさまざまな断面で人体が画像表示されます。それにより、臓器に腫瘍がないか、血管に梗塞がないかなどを細かく調べることができます。

このＭＲＩ検査に造影剤をプラスして行うのが、造影ＭＲＩ検査です。造影剤とはガドリニウム製剤のことであり、ＭＲＩ検査を行う前にこれを体内に注射すると、より一層、画像のコントラストが明確になり、病気を発見したり、病巣の性質を正確に診断したりすることが可能になります。

数年前から、メニエール病の診断においてもこの造影ＭＲＩ検査が一般的に行われるようになりました。造影剤は、外リンパ腔には浸透しますが、内リンパ腔には浸透しないという性質があるため、内リンパ水腫があるかどうかを正確に評価することができるためです。

内耳造影 MRI 検査

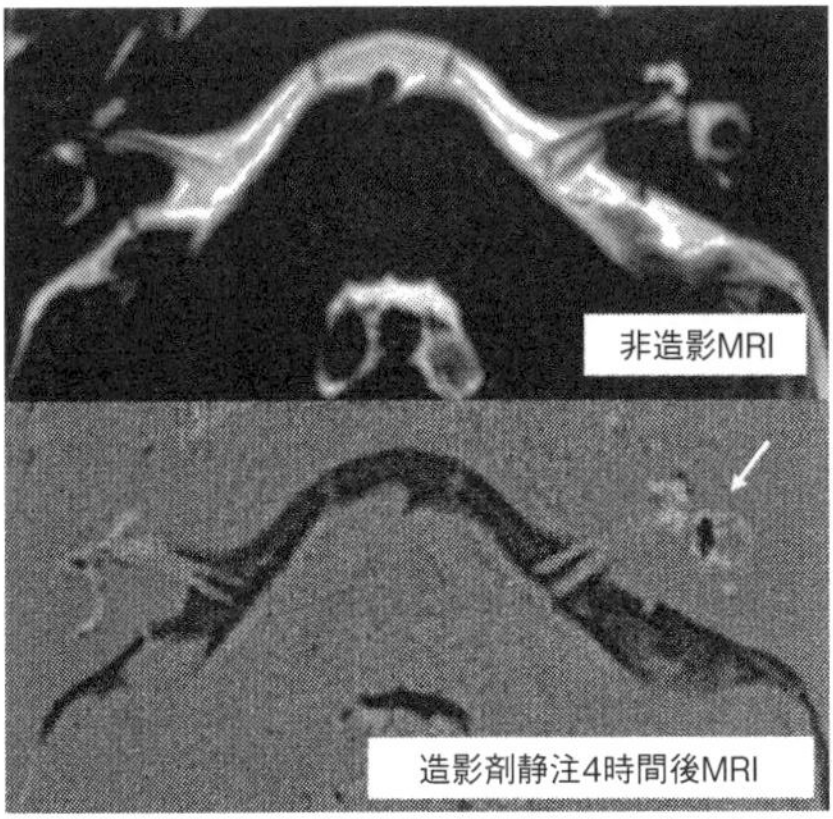

札幌禎心会病院・氷見徹夫先生のご許可を受け掲載

メニエール病の診断において、この造影ＭＲＩ検査が行われるようになったのは近年のことですが、これは非常に画期的な発見でした。

この画像は、私のクリニックで初めて中耳加圧治療を行った症例の非造影および造影ＭＲＩ所見です。白い矢印で示した部位・左前庭に内リンパ水腫が明瞭に描出されているのが分かります。

従来、メニエール病と確定診断をつけるには、患者が死亡したあとに剖検をするしかありませんでした。しかし、造影ＭＲＩ検査の技術が進化したことで生前から確定診断ができるようになり、治療に活かせるようになったのです。

これはメニエール病の診断を正確に行ううえで、非常に有意義なことであり、近年の重大なトピックといえます。ただし現段階では、内耳造影ＭＲＩ検査は非常に時間とコストが掛かるので、医師の判断により症例を絞って行う検査であると私は考えています。

ガイドラインで示される、メニエール病の病態と症状

メニエール病と正しく診断するためには、診断基準を理解するとともに、病態や症状に関する正確な知識を身につけることが必要です。

1．病因、病態

メニエール病は難聴や耳鳴り、耳閉感を伴うめまい発作を反復する疾患である。メニエール病の病態は内耳の内リンパ水腫である。すなわち、内リンパ液が過剰に増大すると、内リンパ液が外リンパ腔に漏出し、難聴や、めまい発作を引き起こすと考えられている。

メニエール病は、めまい発作と聴覚障害を反復する疾患です。

そしてメニエール病を発症する人の内耳を調べてみると、内リンパ水腫が起きていることが分かります。

ただし、めまいや難聴などの症状がなくても、内リンパ水腫を持っている人は多く、内リンパ水腫だからといって、必ずしもメニエール病とはいえません。内リンパ水腫はメニエール病の病態であり、原因ではないとされるのは、このためです。

2. 症状

> メニエール病によるめまい発作の約80%は回転性であるが、浮動性めまいを訴える症例もある。めまいは特別な誘因がなく発生し、嘔気や嘔吐を伴うことが多い。
> めまいが持続する時間は10分～数時間が多い。
> メニエール病の聴覚症状（難聴、耳鳴り、耳閉感）はめまい発作の前に起きることが多い。ただし、めまい発作と同時に起きることもある。

メニエール病によるめまい発作の特徴は、回転性ということです。

めまいには大きく分けて以下の3種類があります。

①回転性めまい　自分は動いていないが、周囲がぐるぐる回っているように感じられるめまい。
②浮動性めまい　ふわふわ、ゆらゆらなどの感覚がするめまい。「足が地につかない」「船に乗っているような感じ」という訴えも多い。
③失神性めまい　突然目の前が真っ暗になったり、意識が遠のいたりするめまい。

これらのなかで、メニエール病で多く見られるのが回転性めまいです。

なぜなら、内リンパ液が増えすぎて内リンパ水腫が引き起こされると、内耳の一部である回転感覚のセンサーである三半規管の働きが障害され、平衡感覚が失われるからです。

そのため、くるくると目が回るようなめまいが生じるのです。

しかし、メニエール病のなかには浮動性めまいの症状を訴える人もいます。

また、メニエール病のめまい発作は10分程度から数時間持続します。そのため、よくあるケースですが、「数分程度で治っためまい」は、メニエール病のめまい発作とは診断されません。

メニエール病の場合、めまいの症状は繰り返し起こり、日常生活において大きな支障をもたらします。

運転中に激しいめまい発作に見舞われれば交通事故を引き起こしかねませんし、職業によっては大勢の命を奪うような一大事故になりかねません。

その一方、メニエール病の病態である内リンパ水腫の誘因としてストレスが知られていることから、メニエール病は生真面目な人やきちょうめんな人に起こりやすいということも分かっています。そのため、症状があってもつい我慢してしまったり、誰にも言わずに一人で抱えてしまったりする人も少なくありません。

その結果、病気が進行して難治性のものとなり、症状が軽減されるまでに多くの時間を必要としてしまうこともあります。

メニエール病の症状の特徴は、めまいに先んじて難聴、耳鳴り、耳閉感などの聴覚症状が起きることです。場合によってはめまいと同時に起きることもありますが、多くの症例においては「耳が詰まった感じがする」「耳が圧迫される感じがする」「耳鳴りがする」「聞こえが悪くなった」など、聴覚症状のほうが先に起こります。

難聴は、高音域よりも低音域に著しく見られ、突然、低い音域の音が聞こえにくくなるという特徴があります。

これらの聴覚症状は、多くの場合、片側に起こりますが、まれに両側の耳に症状が起きることもあります。

3．症状の進行

メニエール病は進行により、「発作期（めまいを頻繁に繰り返す期間）」と「間歇期《かんけつ》（めまい発作が起きない期間）」に分類されるが、間歇期にも浮動感、ふらつき、聴覚症状が残ることもある。

メニエール病は発作期と間歇期に分類され、それらを交互に繰り返しながら、やがて治癒に向かいます。

症状の進み方の典型例を挙げると、まず何も症状が出現していない「潜伏期」があります。明らかな症状は見られませんが、耳の奥では内リンパ水腫が起こり、じわじわと内耳が水ぶくれ状態になっていきます。

次に耳の圧迫感や耳鳴り、難聴などの聴覚障害が起こります。この時期を「初期」といいます。さらに、聴覚障害に続いてめまい発作が起こります。この時期を「発作期」といいます。その後、しばらく発作が起きない「間歇期」が続き、再び「発作期」が訪れるというように、間歇期と発作期が繰り返し起こります。

やがて間歇期が長くなって発作期が来なくなると、「寛解期」に入ります。寛解期とは一時的に症状が消失したり、落ち着いたりした状態のことで、厳密にいえば治癒とは異なりますが、めまいなどの症状が出なくなるため、日常生活に支障を及ぼさなくなります。

メニエール病はこのように「潜伏期、初期、発作期、間歇期、発作期、間歇期……、寛解期」といった流れで進行します。

私の臨床の経験からいうと、３年間ほど間歇期が続く（＝発作が起こらない）と寛解期に入ったと考えることができ、潜伏期から寛解期まではトータルで８～10年程度かかることが多いのではないかと思います。

もちろんそれらの期間には個人差が大きく、もっと短時間でスパッと治る患者もいますし、反対に、10年以上かけてもなかなか寛解しないという患者もいます。

現在の医学では、どのような人が治りやすいのか、症状が増悪する要因にはどのようなものがあるのかなど、詳細なメカニズムは解明されていません。病態が非常に変化に富んでおり、また、潜伏期から寛解期まで非常に長期にわたることも、メニエール病の診断を困難にしている一因ではないかと考えられます。

メニエール病は発作を繰り返すたびに聴力が徐々に悪化する。ただし症例の多くは中等度難聴（平均聴力レベル・60デシベル程度）にとどまり、高度難聴になる例は10％以下とされる。

難聴の程度

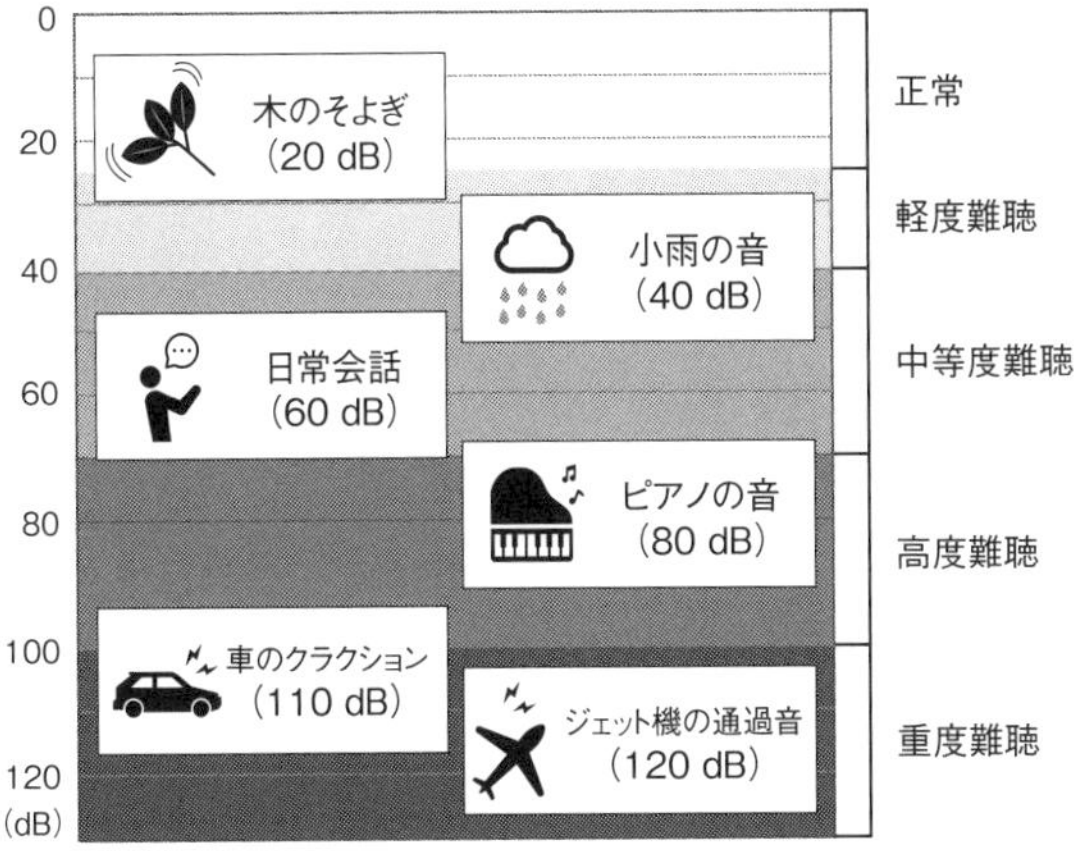

シニアのあんしん相談室 - 補聴器案内 - 「難聴のレベル」を基に作成

メニエール病は発作期と間歇期を繰り返すことで進行します。怖いのは、発作を繰り返すたびに聴力が徐々に悪化していき、最終的には中等度難聴に至るということです。

中等度難聴は「テレビのボリュームを1段階上げないと、聞き取れない」「1メートル離れたところでの普通の会話が聞こえない」といったレベルです。さらに「大きな声でも聞こえない」状態になると、高度難聴となります。

メニエール病患者のうち、高度難聴に至る症例もありますが、その数は10%以下とされています。

メニエール病の多くは、片側のみに症状が出現する一側性であるが、約20％は両側に症状が出現する両側性へ移行するとされる。

メニエール病の病態である内リンパ水腫は、主に片耳に起こります。そのため、メニエール病の多くは片側だけに症状が出現する一側性であるとされています。

しかし病初期には片側だけに症状が出現していたとしても、病気が経過するにつれ、両側に症状が出ることもあります。その割合は約20％とされています。

症状が長期化するとともに両側に症状が出る確率も増加し、また、片側だけに症状が出現するのに比べ、両側に症状が出るタイプは難聴が重度化しやすく、まためまいなどの症状も治りにくいことが分かっています。

メニエール病のめまい発作の頻度は個人差が大きく、年数回程度の症例から週数回の症例まで幅広い。メニエール病の発作期は、多くの場合2～3年で治まるが、重症例の場合にはさらに長期に及ぶこともある。

メニエール病の診断を難しくしている理由の一つに、症状の出現に個人差が大きいことが挙げられます。特に、めまい発作が起きる頻度は個人差が大きく、年数回程度しか起きないという人もいれば、週に複数回めまいが起きて日常生活がままならないという人もいます。

場合によってはめまい発作が毎日起き、出社や登校が難しいという人もいますし、頻繁に発作が起きたと思ったら、その後パタッと発作が起こらなくなったという人もいます。症状が出現するタイミングは不規則ですが、ストレスや過労、寝不足、気圧の変化なども誘因となっていると考えられます。またまめいなどの発作がいつ起きるか分からないという不安から、自律神経のバランスが乱れ、うつや不安症を合併するケースも時にあります。

メニエール病の発作期は、多くの場合、2～3年で間歇期へ移行します。そのため、メニエール病の発作に悩んでいるときには、「必ず症状が改善する」「めまい発作が起こらなくなる」とポジティブにとらえ、あまり悩みすぎないことも、症状を改善するためには必要です。

眼振は発作中に確認する

メニエール病の診療ガイドライン「B　検査所見」において、2番目の項目に以下のような記載があります。

> 2．平衡機能検査においてめまい発作に関連して水平性または水平回旋混合性眼振や体平衡障害などの内耳前庭障害の所見を認める。

眼振とは、律動的に反復する眼球運動です。重要なのは、自分の意志とは無関係にこのような動きが見られるということです。

例えば、車や電車に乗っているとき、窓から外の景色を見ていると目が小刻みに痙攣《けいれん》しているようになることがあります。これは視運動性眼振といって、人間の生理的な反応であり、特に病的なものではありません。

しかしメニエール病に伴って起きる眼振は、めまいとともに発症するのが特徴であり、めまい感や難聴だけが起こり、眼振が生じていない場合には、メニエール病めまい発作状態とはいえません。

眼振はゆっくりした動き（緩徐相）と、速い動き（急速相）が繰り返し現れる眼球運動であり、急速相における眼振の方向によって、水平や垂直、回旋性などに分類されます。それらのうち、メニエール病の眼振の多くは「水平性」「水平回旋混合性」です。つまり、眼球が水平に動くか、あるいは、回旋しながら水平に動くかのどちらかということです。

また、眼球が動く方向においても多くの例において、一定の規則性が見られます。発作から間もなくは、眼振は患側（左右の内耳のうち、障害のある側）に向けて眼球が動き、それからしばらくすると健側（障害のない側）へ向かうことが多いのです。

時間の経過に伴って眼振の向きが変化する理由は、内耳のなかで何が起きているのかを観察することによって説明できます。

メニエール病の発作が起きたばかりの頃は、カリウムイオン濃度の高い内リンパ液が前庭階に漏れ出します。前庭階とは蝸牛の内部にある空間のことで、蝸牛の内側は前庭階、中央階、鼓室階の３層構造になっています。通常、それらは仕切りで区切られており、それぞれリンパ液で満たされています。

しかし内リンパ水腫が起きると、前庭階と中央階を仕切るライスネル膜が膨張して、本来ならナトリウムイオン濃度の高いリンパ液で満たされている前庭階に、カリウムイオン濃度が高いリンパ液が漏出してしまいます。やがて高カリウムイオンを含む外リンパ液が外リンパ腔全体に拡散し、三半規管の神経を刺激して、患側向きの眼振が誘発されると考えられています。この眼振を「刺激性眼振」といいます。

その状態がしばらく続くと、やがて三半規管機能が低下して、健側向きの眼振に変化します。これを「麻痺性眼振」といいます。

このように、メニエール病の発作が起きてからの時間や眼振の向きなどにより、左右どちらの内耳に障害が起きているか、ある程度推測することができます。

メニエール病の病態を調べるうえで、眼振検査は非常に重要なものです。ただし、眼振

蝸牛の断面構造

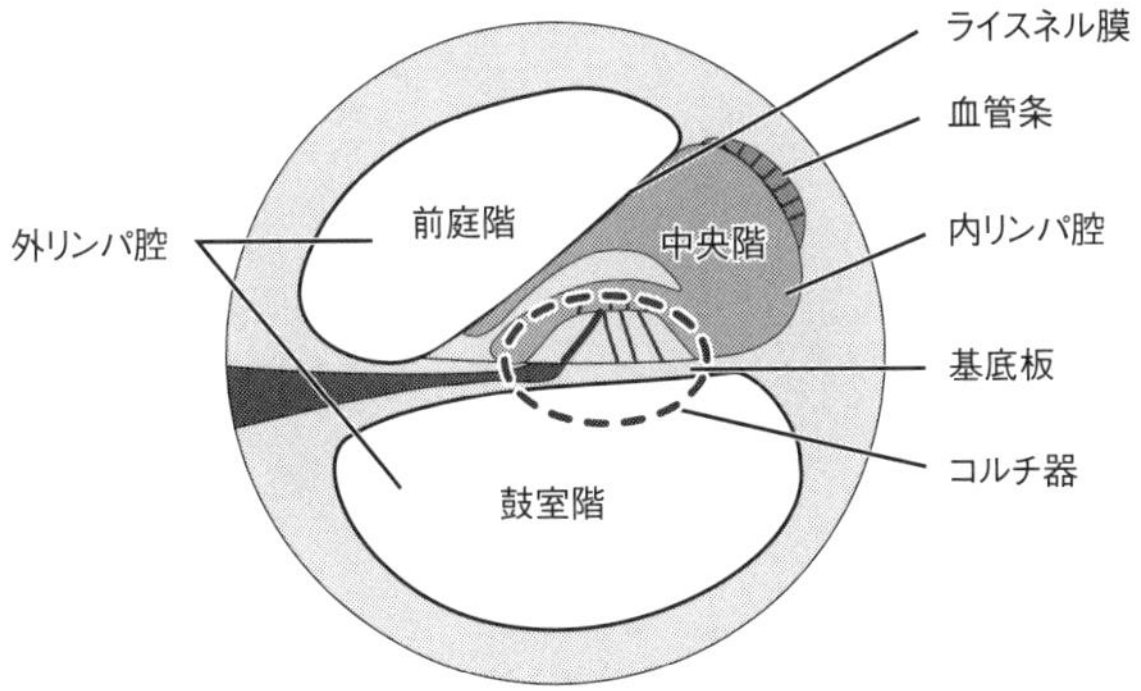

興和株式会社「めまいプロ」を基に作成

が発生しているまさにその瞬間に調べなければならないため、眼振を調べることができる症例は、実際のところごくわずかです。

もし、メニエール病が疑われる人がめまい発作を起こした場合には、目の動きをスマートフォンなどで動画撮影しておくことを推奨します。その動画を医師に示すことで、メニエール病かどうかをより正確に診断することができるからです。

めまいや難聴、耳閉感などの症状は患者の感覚的な症状であるため、正確に医師とそれらの様子を共有することはできませんが、眼振は第三者でもはっきりと見て分かる、明確な所見です。

そのためメニエール病の発作が起きたら、できるだけ両眼の動きを撮影しておき、医療機関を受診したときに医師にその動画を示すことをお勧めします。

ただし、発作が起きているときに自家用車や交通機関などを使って医療機関を受診することは危険を伴う場合があるので、無理に受診する必要はありません。あわてず、落ち着いてベッドなどに横たわることをお勧めします。

「燃え尽きたメニエール病」とは？

そもそもメニエール病の病態は内リンパ水腫ですが、なぜ、内リンパ水腫が起きるのかというと、前提として、内リンパ嚢の機能不全が原因ではないかと考えられています。

内リンパ嚢は小さな袋状の構造をしており、その大きさは長径10ミリメートル前後といわれています。内リンパ嚢は内耳のリンパ液の流れを調整したり、内リンパ液を吸収したりする働きを担っており、この部分が閉塞するとリンパ液の出口がなくなってしまい、内リンパ液過剰状態になり、内リンパ水腫が形成されます。

そうなると、内リンパ嚢の閉塞を開放し、リンパ液の排出口を作ってあげれば内リンパ水腫は解消され、メニエール病も治るのではないか、という考えが浮かびます。
　確かにそのような治療法もありますが、内リンパ嚢は非常に小さく、手術は難易度が高くなります。成功すれば効果の高い治療ですが、ガイドラインでも推奨度はＣランクとされており、内リンパ嚢を開放する手術よりも、ほかの治療を優先すべきだとされています。

　内リンパ嚢の詰まりを治すことは難しいので、内リンパ嚢は閉塞したままの状態となり、やがて内リンパ嚢は完全に機能が廃絶してしまいます。

　内リンパ嚢の機能が失われれば、内耳におけるリンパ液の流れはおさまり、高度内リンパ水腫のまま安定します。つまり、機能不全を起こした状態で、内耳が完全に安定化します。

　ここまでくると、めまい症状は軽減します。決してメニエール病が治癒したわけではなく、三半規管や蝸牛の機能も障害され難聴や耳鳴りは残ることが多いのですが、めまい発作はほぼなくなるので、生活の質は向上します。

　こうした病態は「燃え尽きたメニエール病」と呼ばれることもあります。

急性めまいの診断に役立つフローチャート

メニエール病だけでなく、急性めまいを引き起こす疾患にはさまざまなものがあります。

なかには脳卒中のように、命のリスクになり得る疾患もあるため、急性めまいの発作が生じたときには、医師は生命に関わる病気かどうかを適切に判断し、検査方法や治療法を的確に選択する必要があります。

しかし、めまいの原因となる疾患は非常に多岐にわたり、しかも、耳鼻咽喉科や脳神経外科など複数の診療科目を横断しています。そのため、場合によっては他科の医師が密に連携し、協力することが求められます。

そこで、日本めまい平衡医学会は、急性期のめまい診療においてフローチャートを作成しました（84・85ページ参照）。これは耳鼻咽喉科だけでなく、さまざまな科目の医師たちが急性めまいを訴える患者を診察する際に活用できるチャートであり、発症様式（初回か、それとも再発か、など）や合併症（高血圧や心疾患、糖尿病などの持病があるか、など）等の質問に答えていくだけで、医師が念頭におくべき疾患が分かるというものです。

もちろん、すべての症例がこのフローチャートどおりに診断できるわけではありませんが、少なくとも、命に関わる疾患かどうかの鑑別には役立ちますし、不要な検査項目を省略することにもつながります。

フローチャートは、「1．問診」「2．診察」「3．診断基準」という3つの項目で構成されています。

まず問診では、84ページのフローチャートに従って質問していき、念頭におくべき疾患を見つけます。

次に、診察を行います。血圧などのバイタルサインを調べたあと、運動麻痺や感覚障害などの神経症状が出ていないかを調べたり、眼振の有無を観察したりします。この結果、脳卒中によるめまいか、あるいは内耳を原因とするめまいかなど、おおまかな判断をすることができます。

これらのフローチャートを活用する目的は、まずは、致死性疾患を除外することです。

急性めまいの診療フローチャート：問診

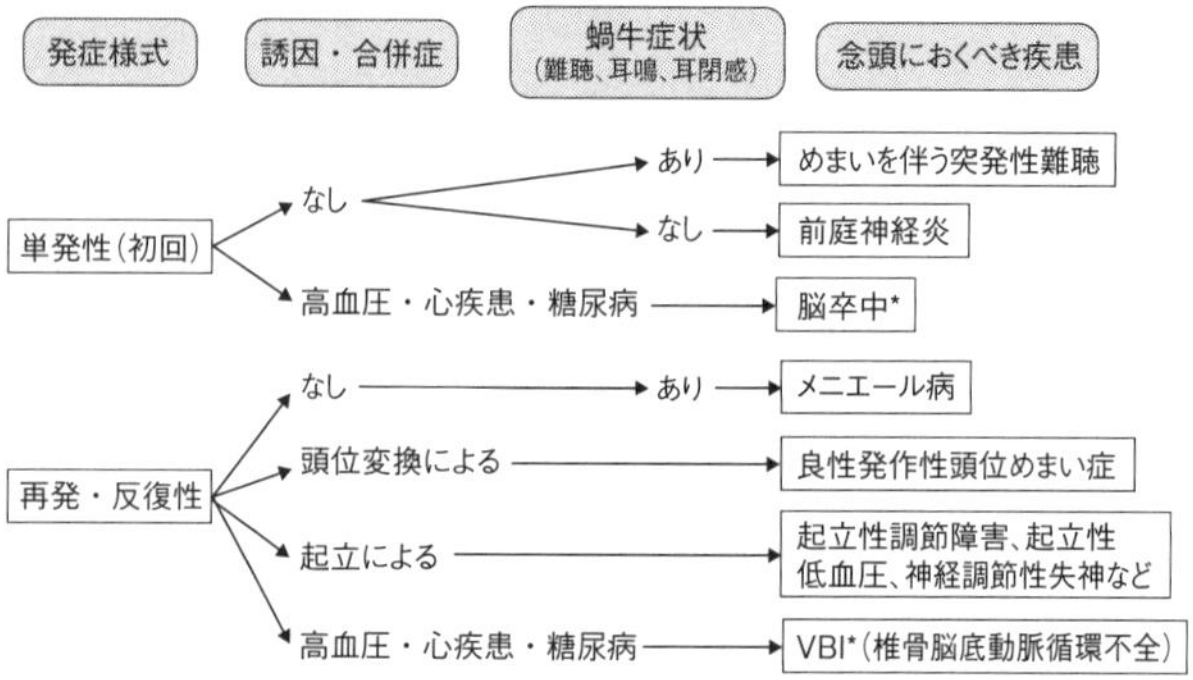

★これらが全例脳卒中、VBIというわけではなく、あくまでフローチャートでは念頭に置くべき疾患を提示している。脳卒中、VBIを疑った場合はさらに以下の中枢症状について問診する。物が二重に見える、ろれつが回らない、顔面・手足のしびれや動かしにくさなど。

日本めまい平衡医学会「急性めまいの診療フローチャート」を基に作成

急性めまいを引き起こす致死性の疾患のなかで、最も怖いのは脳卒中です。

脳卒中とは、脳の血管が詰まったり破れたりすることによって起きる疾患で、脳梗塞、脳出血、くも膜下出血があります。

これらが起きると命のリスクになり、幸い命をとりとめても、なんらかの障害が残ってしまうこともあります。そのため、一刻も早い診断と治療が必要です。

脳卒中が起きると、一部の患者はめまいやふらつきを訴えますが、場合によっては急激な血圧低下により失神やショック症状を引き起こすこともあります。し

急性めまいの診療フローチャート：診察

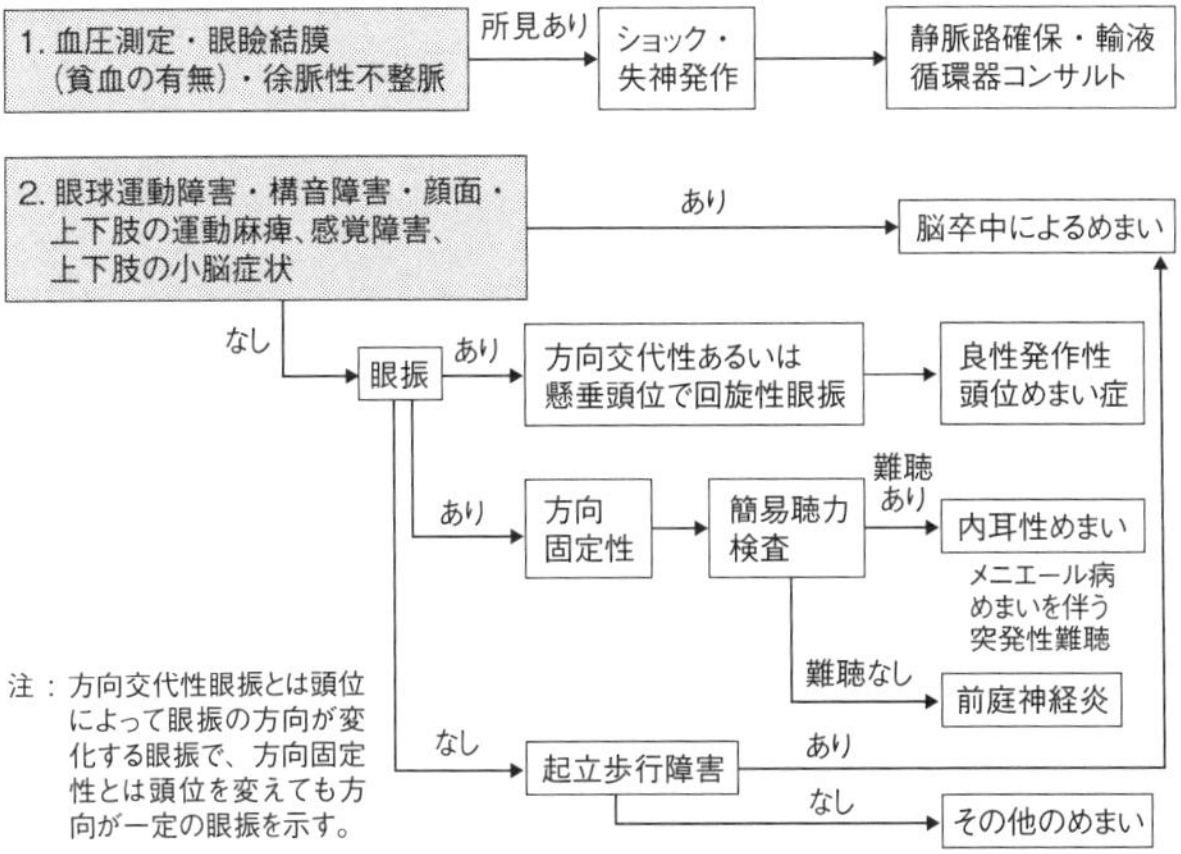

日本めまい平衡医学会「急性めまいの診療フローチャート」を基に作成

かし患者は失神やショック症状についても「めまいが起きた」と表現することもあるため、診察のフローチャートにおいては、まず、血圧を測定するなどバイタルサインを確認することが重要です。

もちろん、フローチャートをたどった結果、脳卒中という疾患に至った場合でも、すべての症例が必ずしも脳卒中というわけではありません。むしろ、急性めまいを訴える患者のなかで、実際に脳卒中だったという症例は非常にまれです。しかし、万が一脳卒中だった場合には命のリスクにつながります。

そのため脳卒中が疑われる場合には、

ものが二重に見えたり、ろれつが回らなかったりするなど、脳卒中特有の神経障害が出ていないかを調べる必要があります。

致死性疾患の可能性がほぼ除外された場合には、眼振の所見を中心に診断を進めていきます。眼振の有無によってメニエール病や良性発作性頭位めまい症など内耳性のめまいか、それともほかに原因があるのかを判別できます。

ただし眼振がなかった場合でも起立歩行障害がある場合には、脳卒中の可能性が再浮上するため、改めて検討する必要があります。

メニエール病との鑑別が必要な疾患にはどのようなものがあるか?

このように、急性めまいのフローチャートを活用することによって、およその疾患に見当をつけることができ、メニエール病の過剰診断を防ぐことに役立ちます。

しかしその際に重要なのは、「メニエール病と間違って診断されやすい疾患にはどのようなものがあるのか?」ということと、「それらとメニエール病とではいったい何が違うのか?」ということを正確に理解しておくことです。

ここでは、メニエール病と間違われやすい疾患のなかで、代表的なものをいくつか解説します。いずれもメニエール病が疑われる際には鑑別が必要になる疾患なので、それぞれの特徴やメニエール病との違いを理解しておくことが、メニエール病の正確な診断に有効です。

1．良性発作性頭位めまい症

良性発作性頭位めまい症は、急性めまいを引き起こす代表的な疾患で、内耳性めまいの半数以上を占めています。文字どおり、「良性」なので、命の危険はありません。

特徴は、特定の位置に頭を動かしたときにめまいが起こるということです。どの位置に頭を動かしたときにめまいが生じるかは人によって異なり、寝返りを打つときや、頭を上に傾けたとき、下を向いたときなどにめまいが発生します。

めまいはメニエール病と同じく回転性のものであり、吐き気や嘔吐を伴うこともありますが、メニエール病と違うのは、良性発作性頭位めまい症のめまいは長く続くことはなく、数秒から2、3分程度でおさまるということです。

また、メニエール病と異なり、耳鳴りや難聴、耳閉感などの聴覚症状は見られません。

良性発作性頭位めまい症の原因は、三半規管のなかに「耳石」という小さい粒がたまることです。健康な人の場合、三半規管の根元付近（前庭）に耳石器という器官があり、この耳石器の感覚細胞（有毛細胞）の上にある耳石膜にごく小さな炭酸カルシウム結晶（耳石）が隙間なく敷き詰められています。

耳石器は重力センサーであり、水平方向や垂直方向の加速度を感知します。その働きで、頭部の水平、垂直運動や傾きを脳に伝え、平衡機能の維持に重要な役割を果たしています。

しかしなんらかのきっかけでこの耳石が剥がれて三半規管に入り込むことがあります。三半規管の内部はリンパ液で満たされており、頭を動かせば耳石も動き、異常なリンパ液の流れを生じさせてしまいます。そのため、ほんの少し頭を動かしただけでリンパ流動が起こってしまい、まるで回転したかのような刺激が脳に伝わってしまいます。それによ

耳と耳石器の構造

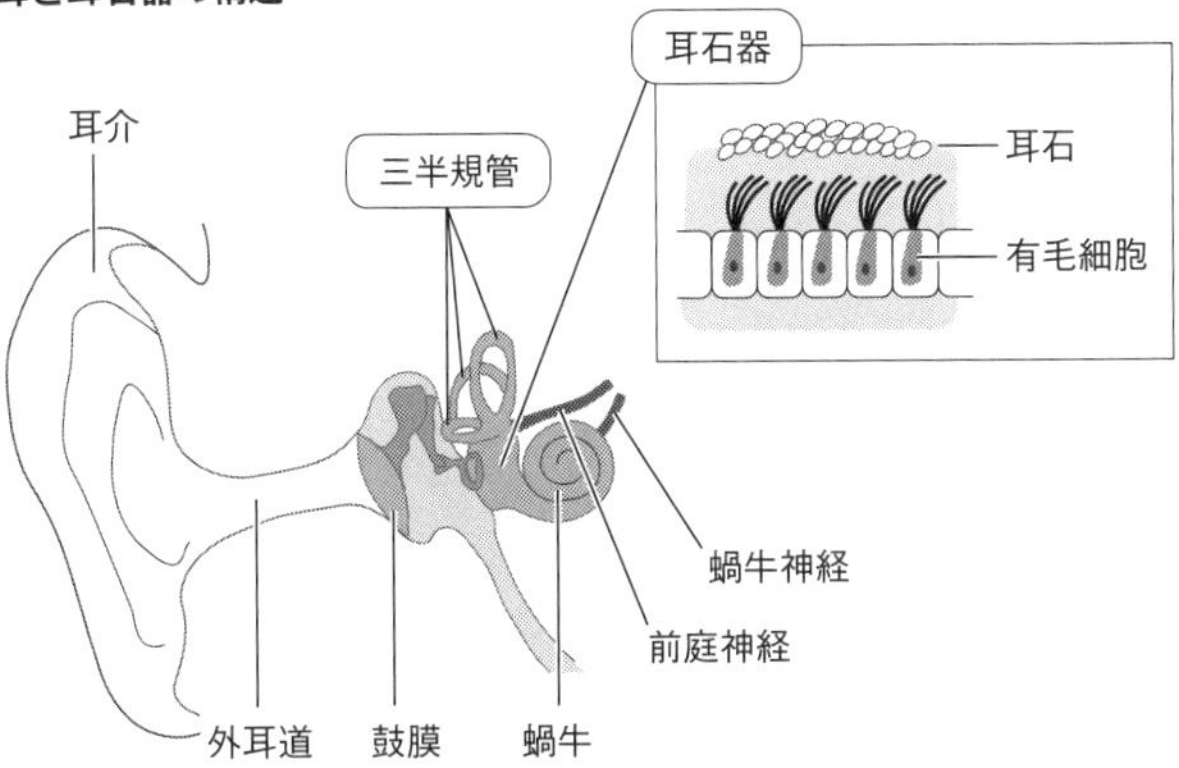

出典：サワイ健康推進課「頭を動かすとめまいを引き起こす　良性発作性頭位めまい症」

り、めまい発作が起きてしまうのです。

なぜ、耳石が剥がれ落ちるのかについては、まだ明らかにされていません。ただし60〜70歳の女性に多く発症することから、加齢や女性ホルモンの変化が関係しているのではないかと考えられています。

また、耳石は炭酸カルシウムでできたごく小さな粒であるため、体内でカルシウムの代謝障害が起きると、耳石が剥がれやすくなってしまいます。そのため、例えば骨《こつ》粗《そ》鬆《しょう》症のように、カルシウムの代謝障害と関係の深い疾患がある人も、良性発作性頭位めまい症を引き起こしやすいと考えられています。

そのほか、スポーツや転倒、交通事故などで強く頭を打ったときに耳石が剥がれることもあります。また、長い時間デスクワークを続けていたり、手術や疾患の影響でずっと寝たきりだったりすることも発症の原因になります。

良性発作性頭位めまい症は多くの場合、徐々に症状が軽快しますが、ブラントダロフ法などの、いわゆる耳石体操が治癒の促進に役立ちます。

また症状を引き起こさない場所へ耳石を移動させることも、症状の治癒につながります。そのため、エプリー法やグフォーニ法などと呼ばれる浮遊耳石置換法も有効とされています。

遊離耳石置換法はインターネットなどでも詳しく解説されていますが、本来、この治療は医師が行うものであり、患者一人で行えるものではないので注意が必要です。

2. 急性低音障害型感音難聴

文字どおり、突然、低い音だけが聞こえにくくなる疾患を急性低音障害型感音難聴といいます。

急性低音障害型感音難聴と似た難聴に突発性難聴がありますが、突発性難聴の場合は低音域以外の音もすべて聞こえにくくなるのに対し、急性低音障害型感音難聴の場合には、低い音域の音のみが聞こえにくくなるという特徴があります。


急性低音障害型感音難聴を発症すると、低い音が聞こえにくくなるだけでなく、耳鳴りや、耳が詰まった感じが起きることがあります。自分の話す声が響いて聞こえたり、周囲の声や音がうるさく聞こえたりすることもあります。

急性低音障害型感音難聴とメニエール病との違いは、めまいを伴わず、聴力障害のみであるということです。

なぜ、急性低音障害型感音難聴が発症するのかというと、これもメニエール病と同じく、内耳におけるリンパ液の代謝が悪くなり、過剰に蓄積されてしまうことにあります。

また、自己免疫疾患の可能性も指摘されています。

急性低音障害型感音難聴は女性に多く見られ、好発年齢は女性が20歳代、男性は30歳代とされています。症状はストレスや疲労がたまったときや、睡眠不足が重なったときなどに起こりやすいので、症状が見られたら、まずはゆっくり休息を取ることが必要です。

そのうえで、内耳におけるリンパ液の代謝を改善する薬剤を服用したり、ビタミンB12などを服用したりします。場合によってはステロイドホルモン剤を投与しながら、症状の軽減を目指します。

突発性難聴やメニエール病に比べて急性低音障害型感音難聴は比較的治りやすい疾患といわれています。急性低音障害型感音難聴の患者のうち、約70％が治癒しますが、繰り返し発症することも多く、一部の症例はメニエール病へ移行することが分かっているので、診断や治療には注意が必要です。

3．めまいを伴う突発性難聴

突発性難聴とは、突然、耳の聞こえが悪くなる病気のことをいいます。急性低音障害型感音難聴が低い音域の音のみ聞こえにくくなるのに対し、突発性難聴の場合にはあらゆる音域で障害が生じます。

しかし人によって聞こえにくさには違いがあり、音がまったく聞こえなくなる人もいれば、高い音域の音だけが聞こえにくくなることもあります。また、音が聞こえにくいものの、普通に生活するうえではあまり困らないので、突発性難聴を発症していることに気づくのが遅れる場合も少なくありません。


突発性難聴を発症すると、ある日突然、片側、ごくまれに両側の耳が聞こえにくくなります。そのほか、耳鳴りや耳閉感、めまいや吐き気を覚えることもあります。

メニエール病も、めまいに加えて難聴や耳鳴りなどの聴覚症状が出るため、突発性難聴とメニエール病の鑑別は難しく、本当は突発性難聴であったのにメニエール病と診断されてしまうケースも少なくありません。

それではいったい、どこで見分けるのかというと、メニエール病の場合は症状を繰り返しますが、突発性難聴の場合は症状が出現するのが一度だけであり、何度も反復することはないという点です。

突発性難聴の治療は、主に薬物療法が中心です。ステロイド、ビタミン剤、血管拡張薬（プロスタグランジンE1製剤）などを使用しながら、症状の改善を目指します。研究によると、突発性難聴を発症して1週間以内に適切な治療を開始すれば、およそ30％の人は治癒し、50％の人はなんらかの症状改善が見られるという報告があります。

しかし治療のスタートが遅れれば遅れるほど治りにくくなり、完治が難しくなるとされています。なんの予兆もなく、突然音の聞こえが悪くなったと思ったら、早めに医療機関を受診することが大切です。

4．前庭神経炎

前庭神経炎とは、内耳から脳へ情報を伝える前庭神経に炎症が起こり、強い回転性めまいが生じる疾患のことをいいます。

前庭神経は、内耳にある三半規管や耳石器の情報を脳に伝えており、それにより、人間はまっすぐな姿勢を保つことができたり、平衡感覚を維持したりすることができるのです。そのため前庭神経炎を発症するとバランス感覚が失われ、回転性めまいが引き起こされます。

またメニエール病と同様に、強い眼振が見られるのも特徴で、症状は1週間程度継続し、健側方向へ水平性の眼振が起こります。


前庭神経炎はメニエール病と同じく、回転性めまいを引き起こしますが、耳鳴りや難聴などの聴覚症状を伴わないという点で、メニエール病と鑑別することができます。

また前庭神経炎の場合、激しいめまいが数日以上にわたって続きますが、大きな発作は一度きりです。その点においても、めまい発作を繰り返すメニエール病と異なります。

ただし前庭神経炎の場合、大きなめまい発作は治ってもふわふわした感覚やふらつきは残ってしまうことがあります。そのため、なかなかスッキリ治りにくいという特徴があります。


前庭神経炎が発症する原因は、なんらかのウイルス感染が原因ではないかと推測されていますが、まだ明確になっていません。ウイルス感染が見られない場合もあるため、内耳の循環障害も原因ではないかと考えられています。

前庭神経炎の急性期にはステロイド薬で炎症を抑えつつ、抗めまい薬や吐き気止めを使用します。そのほか、血流改善薬やビタミン剤などを使用して、前庭神経の機能改善を図ります。

前庭神経炎は急性の強いめまいが治ったあと、ふらつきやふわふわした感覚が残るのが特徴です。急性期を過ぎたら平衡感覚を取り戻すためのリハビリを行います。

強い発作は一度きりであり、再び起きることはありませんが、ふらつきやふわふわした感じを改善するには数カ月程度を必要とすることもあります。そのため、根気よく治療を継続する必要があります。

5. 遅発性内リンパ水腫

遅発性内リンパ水腫は、厚労省により指定難病として選定されている疾患で、突発性または発症時期が分からない高度の難聴を発症したあと、数年から数十年ののちに回転性めまいを繰り返すという特徴があります。

厚労省の前庭機能異常調査研究班が行った調査によると、日本における遅発性内リンパ水腫の患者数は４０００～５０００人と考えられています。

高度難聴発症後、数年から数十年で内リンパ水腫が生じ、回転性めまいが起きるようになります。めまいには吐き気や嘔吐を伴うことがあり、めまいは特別に誘因なく発症して、10分程度から数時間程度持続します。

聴覚障害に加えてめまいが起きることを考えれば、メニエール病と遅発性内リンパ水腫は非常に類似した疾患といえます。

しかし両者が大きく異なるのは、遅発性内リンパ水腫の場合はめまい発作に伴って聴覚症状が変動しないということです。

メニエール病の場合は、めまい発作に伴って難聴、耳鳴り、耳閉感などの聴覚症状が変動します。めまいの症状がひどくなれば聴覚障害もひどくなりますし、めまいが改善すれば、耳鳴りや難聴なども良くなります。

しかし遅発性内リンパ水腫の場合には、そうした変動が見られません。その点において、両者を鑑別することができるのです。

遅発生内リンパ水腫が発症する原因はまだ分かっていません。おそらく、難聴が長い時間をかけて内リンパ水腫を引き起こすことが原因だろうと考えられています。

遅発性内リンパ水腫に対する治療は、メニエール病の治療に準じて行うことになっています。

［第4章］

生活指導、薬物療法、中耳加圧治療、手術治療 メニエール病の治療法

メニエール病の治療薬は少ない

メニエール病は、正しく診断し、適切に治療を行えば、きちんと治る病気です。特に重要なのは診断で、日本めまい平衡医学会が定めている診療のガイドラインに沿って正しく診断を行うことを推奨します。

現在、日本めまい平衡医学会がメニエール病の治療ガイドラインを定めており、治療法に推奨度が記載されています。患者の症状や重症度、病態などを考察しながら治療法を検討していくことになりますが、そこで重要なのは、しっかりエビデンスのある治療法を選択するということです。

ガイドラインに記載されているものは、推奨度の順番で以下のとおりカテゴリーが分かれています。

グレードA　行うことを強く勧める

グレードB　行うことを勧める

グレードC1　行うことを考慮しても良いが、十分な科学的根拠がない
グレードC2　科学的根拠がないので勧められない
グレードD　　行わないよう勧める

これらのうち、科学的根拠がしっかりと確認されているのは、グレードAとグレードBまでです。グレードC1以下は、科学的根拠が十分でない、あるいは確認されていないため、推奨レベルは低く設定されています。

メニエール病の治療ガイドラインによると、治療はまず、規則正しい生活習慣に改めることから始まります。それでも症状が改善しない場合には、薬物治療がスタートします。文献によっては、メニエール病は80～90％が生活指導や薬物治療等で軽快、治癒すると考えられると述べられているものもあり、それが真実だとすれば、メニエール病は薬物治療でほぼ足りることになります。

しかし症例によっては、それだけでは不十分なものもありますし、潜伏期から数えて10

年以上経過していたり、何度も発作を繰り返すことで難治性のものへ進行していったりすることもありますから、必ずしも、生活指導と薬物療法だけで十分ということではありません。

特に現在では、医療技術の進化により、メニエール病に圧倒的な効果を発揮する機器も誕生しています。これまでは何をしてもまったく改善が見られなかった難治性のメニエール病にも、治癒の可能性が見られるようになっています。

とはいえ、メニエール病の治療薬や治療法はほかの疾患に比べて非常に少なく、医療機関で治療を受けられる選択肢もそれほど多くありません。「これを飲めば、確実にメニエール病は治ります」という特効薬もありませんし、「すぐにつらい症状が消えます」という方法もありません。

そのため、患者のなかにはつらいめまい症状や聴覚症状をなんとか解消しようとして、民間療法に手を出してしまう人もいます。場合によっては、「病院で処方された薬ではまったく改善しなかったけれど、民間療法を始めたらたちまち症状が良くなりました」という人もいるかもしれません。しかし、すべての患者が同じ効果を期待できるわけではありません。

民間療法をはじめ、エビデンスが確立されていない治療法は、治療効果が得られる人もいれば、得られない人もいます。また、保険適用にならないので、治療費は高額になることもあります。

しかし、ガイドラインに沿った治療法、特にエビデンスが確立した推奨度が高い治療法は、現時点において、その疾患に対して最良と考えられるものです。副作用の心配も排除されていますし、治療効果は100％ではないにしても、多くの人に対し、等しく効果が見られることが保証されています。

メニエール病の治療を行う際、このガイドラインを繰り返し読み、安全で体に負担の少ない、確実な治療を実践してほしいと考えています。

治療は「急性期」と「間歇《かんけつ》期」に分けられる

メニエール病の治療は、大きく以下の2つに分類されます。

・急性期　めまいや聴覚症状など、発作が起きている期間
・間歇期　発作が一段落し、症状が落ち着いている期間

急性期では、なによりもめまい発作を軽減することが必要になります。

そのため、まずは安静にすることが重要であり、そのうえで、7％炭酸水素ナトリウムの点滴でめまい症状を改善したり、制吐剤の静脈注射などによって悪心や嘔吐などの自律神経症状を軽減したりする治療が行われます。

その後にはジフェンヒドラミンなどの抗ヒスタミン剤、めまい・平衡障害の治療剤であるジフェニドールやベタヒスチンなどを処方します。

抗ヒスタミン剤は通常、アレルギーの治療薬として用いられる薬です。なぜ、めまいの治療に抗ヒスタミン剤が用いられるのかというと、ジフェンヒドラミンなどには抗コリン作用があるからです。

抗コリン作用とは、神経伝達物質の一つ「アセチルコリン」の作用を遮断する、という

意味です。

アセチルコリンは副交感神経や運動神経などの神経細胞から放出されており、血管を拡張したり、心拍数を低下させたり、消化機能を亢進《こうしん》したりする働きがあります。

また、内耳を原因としためまいが起きているときにはアセチルコリンやヒスタミンの働きが活発になっており、それによってめまいや吐き気が生じています。

特に第一世代抗ヒスタミン剤は抗コリン作用を持っているため、めまい発作が起きているときには抗ヒスタミン剤を服用すると、めまいや吐き気がおさまる場合が多くあります。

ガイドラインに基づいた生活指導

メニエール病の急性期には、発作当日から数日間治療を行います。その後、めまいや聴覚症状などの発作が落ち着いてきたら、間歇期の治療に移行します。

ガイドラインでは、間歇期の治療は次のような流れで行うべきだと述べられています。

メニエール病の発作予防の段階的治療

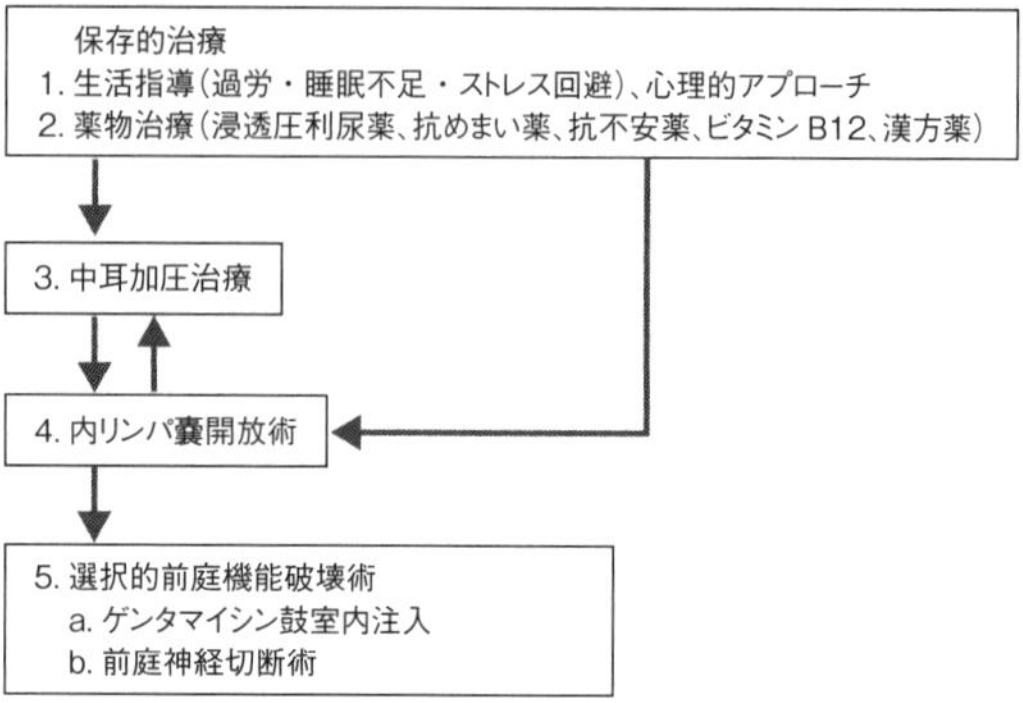

保存的治療抵抗性の場合、中耳加圧治療あるいは内リンパ嚢開放術を行い、無効例では選択的前庭機能破壊術（内耳中毒物質注入術、前庭神経切断術）を行う。

「『第123回日本耳鼻咽喉科頭頸部外科学会総会シンポジウム』メニエール病の病態・診断・治療 update：鼓室内注入療法」を基に作成

1. 生活指導
2. 薬物治療
3. 中耳加圧治療
4. 内リンパ嚢開放術
5. 選択的前庭機能破壊術
   a. ゲンタマイシン鼓室内注入
   b. 前庭神経切断術

発作間歇期の治療目的は、発作の抑制です。つまり、再びメニエール病の発作を起こさないための予防治療となります。

この治療を続けている最中に発作が起きた場合には、再び急性期の治療に戻ります。こうしたことを継続しながら、少しずつ発作が起きない時間（間歇期の期間）を長くし、寛解期を目指していきます。

1．生活指導

間歇期の治療の第一ステップは、生活習慣の改善です。分かりやすくいえば、メニエール病の発作を誘発する要素を生活から排除し、発作が起きるリスクを軽減するということです。

ガイドラインを考慮し、私は以下の生活指導をメニエール病患者に行っています。

・水分を多めに摂取する
・塩分を控える
・良い睡眠を取る
・やや強めの運動を行う
・禁煙をする

まず必要なのは、水分を多めに摂取するということです。

メニエール病の病態は内リンパ水腫であり、これは言ってみれば内耳が水ぶくれになっている状態ですから、なぜかと疑問に感じる人もいると思います。実際、かつてメニエール病の治療のためには、水分摂取を制限する必要があるといわれた時代もありました。

しかしその後の研究により、水分を摂らないと、体内から水分を逃がさないよう血中抗利尿ホルモンの数値が上昇し、かえって内リンパ水腫が悪化してしまうことが分かりました。

現在では、内耳の血液循環を良くし、水分をためないためにも、1日2リットル程度の水分を摂取するよう推奨されています。

塩分を控えることも必要です。塩分を過剰に摂取すると、体内の塩分濃度を一定に保つために、体内には水がたまりやすくなります。当然、内耳のリンパ液も増加し、内リンパ水腫は悪化してしまいます。

欧米では古くからメニエール病の治療として、減塩が提唱されており、1日のナトリウム摂取を2グラム（食塩に換算すると1日あたり5・1グラム）以下に制限するよう、推奨されています。

日本においても、メニエール病の患者に対して減塩治療を行った研究が実施されており、減塩治療によりメニエール病患者の84％でめまい発作が起きなくなったことが報告されています。

1日のナトリウム摂取量が3グラム以下のグループは、それを超えて摂取しているグループよりもめまい発作や聴力の改善において、明らかに良い成績を残しています。

塩分の過剰摂取はメニエール病を悪化させるだけでなく、高血圧や腎疾患、心疾患の原因となり、命のリスクにつながるものですから、メニエール病の治療のみならず全身の健康状態を改善するためにも、減塩を心がけることが必要です。

また、睡眠の質も重要です。メニエール病の発作は睡眠不足が蓄積している状態のときに起きやすいことが分かっており、そのほか、ストレスや肉体的・精神的疲労も、メニエール病の症状を引き起こしたり、増悪させたりする原因になります。

そうしたことを避けるためにも、良質の睡眠を取ることが必要です。

やや強めの運動を行うということも、ストレスの解消を促し、眠りの質を上げるのに役立ちます。

運動をすることはストレスや睡眠の問題だけでなく、内耳の血流を改善し、内耳・内リンパ水腫状態を改善するという効果も期待できます。ただし、あまり負荷の少ない運動では期待した効果が得られないため、走る、歩く、泳ぐといった有酸素運動を定期的に行うことが重要です。

ちょっときついかなと思う程度の有酸素運動を1回あたり30分程度、週に複数回行うことで、10年以上続いていためまい症状や感音難聴が改善したという報告も聞かれています。

メニエール病の患者で常習的に喫煙している人は、ただちに禁煙をすることが推奨されています。なぜ喫煙がメニエール病に悪いのかというと、たばこに含まれるニコチンには血管を収縮させ、血流を悪化させる作用があるためです。

たばこを吸うと全身の血管が収縮し、血流が悪くなりますが、内耳においても血行を滞らせ、水がたまりやすい状態にしてしまいます。また、脳や耳の内部に酸素が行き届かなくなれば、めまい発作や頭痛などを引き起こしやすくなります。

そのため、メニエール病と診断されたら、まずは禁煙することが必要です。

ただし、私は前述のすべてを完璧に行うことはかえってストレスを増加し、治療に逆効果がある場合も多いと考えています。何事も、ほどほどに行いリラックスした生活を送ることが一番重要と考えます。

2. 薬物治療

こうした生活習慣の改善を継続しても、めまいなどの発作が起きたり、症状の改善が見られなかったりする場合には、薬物療法の適応になります。

メニエール病の治療に用いられる主な薬を以下に記載します。

・抗めまい薬　ベタヒスチン、ジフェニドールなど
・抗不安薬　アルプラゾラム、ロフラゼプ酸エチルなど
・ステロイド プレドニゾロンなど
・抗ヒスタミン薬　ジフェンヒドラミンなど
・利尿剤　フロセミド、アセタゾラミドなど
・浸透圧利尿剤　グリセオール、尿素、イソソルビドなど
・サプリメント　イチョウ葉エキス、ショウガエキスなど
・その他　アデノシン三リン酸、メコバラミン、イブラジストなど
・漢方　五苓散《ごれいさん》、苓桂朮甘湯《りょうけいじゅつかんとう》、柴苓湯《さいれいとう》など

これらのうち、メニエール病の主症状である回転性のめまい発作を抑えるのは、抗めまい薬のベタヒスチンやジフェニドールです。

ベタヒスチンは脳や内耳の微小循環障害を改善する作用が確認されています。

また、ジフェニドールは椎骨動脈の血流を増加させることで前庭神経核の調整を図り、

めまいを改善する効果が期待できます。

浸透圧利尿剤イソソルビドは、内リンパ水腫を軽減してめまいや難聴などの症状を緩和します。

発作による不安や興奮をおさめるために抗不安薬を投与したり、内耳の炎症を抑えるためにステロイドを使用したりすることもあります。症状に応じて五苓散、苓桂朮甘湯などの漢方薬を処方することもあります。

私自身は五苓散を比較的愛用しています。五苓散は体内の水分代謝を高め、余分な水分が体外へ排出されるのを促す働きがあります。

このように、メニエール病の治療に用いられる薬は数多くありますが、注意してほしいのは、ガイドラインで推奨されているのは、ベタヒスチン、ジフェニドール、イソソルビドの３種類のみということです。

ベタヒスチンは推奨度Ｂですが、長期投与となると推奨度はＣ２に下がります。

またジフェニドールとイソソルビドは、推奨度Ｃ１です。

推奨度Ｃ１とは、行うことを考慮してもよいが、十分な科学的根拠がないという意味であり、ガイドライン上エビデンスは不十分ということになります。とはいえ、メニエール病のつらい発作を抑えるために、ガイドラインが推奨している薬剤はわずかに３つしかなく、その他の薬剤は医師の医学的判断によって用いられているという事実を押さえておく必要があります。

ちなみに、ベタヒスチンとジフェニドールは、日本ではめまい治療の定番とされる薬であり、特にベタヒスチンは１９６９年の発売以来、多くの患者に処方されています。

一方、イソソルビドも１９６８年に発売されており、脳圧低下や眼圧低下などに適応があるとされ、積極的に用いられてきました。そこで、内リンパ水腫にも効果があるのではないかという推論があり、１９８１年、滋賀医科大学北原正章教授（当時）が第82回日本耳鼻咽喉科学会総会で、初めてその有効性を発表しました。

偶然にも同年、市立札幌病院耳鼻咽喉科部長（当時）の山崎勤医師（私のクリニックの前理事長）がイソルビドの有用性を「耳鼻と臨床」という医学雑誌に投稿しています。その後臨床試験が行われ、１９８８年にメニエール病治療薬として承認を受け、現在に至ります。

一部の医療機関ではメニエール病のつらい発作を抑えるために、抗ウイルス薬を用いている様子も見受けられますが、ガイドラインによると、抗ウイルス薬の使用はＤ（行わないよう勧められる）となっています。

なぜ、メニエール病の治療に抗ウイルス薬が用いられているのかというと、かつてアメリカで「メニエール病の原因は、前庭神経節でのヘルペスウイルスの再活性化が原因ではないか」という内容の論文が発表されたからです。

しかしメニエール病の病態である内リンパ水腫がヘルペスウイルスを原因とするものであるかどうかは、いまだ解明されておらず、ガイドラインでも抗ウイルス薬の使用は推奨していません。

一部では、抗ウイルス薬の服用により大幅にめまいが改善されたという報告も聞かれますが、その真偽は定かでないため、安全のためにも抗ウイルス薬を使用しないことを推奨します。

3．中耳加圧治療

生活指導や薬物療法で症状の改善や発作の減少が見られない重症例には、中耳加圧治療が有効です。

中耳加圧治療とは、空気の圧力を用いて耳に刺激を与える治療法です。

薬物療法はメニエール病の根本的な治療法ではなく、めまい発作や聴覚症状が出現するのを抑制する対症療法でしたが、この中耳加圧治療は根本的にメニエール病の完治を目指す治療です。実際、中耳加圧治療の治療成績は圧倒的に素晴らしく、現在では重症メニエール病治療の中心を成す、といっても過言ではありません。

中耳加圧治療が開発されたのは、１９７０年代のスウェーデンでした。

発作期のメニエール病患者を、人工的に圧力を下げた減圧室に入れ、唾を飲み込むことを禁じたところ、中耳は相対的に陽圧（圧力がかかった）状態となり、めまいや眼振、難聴の改善が明らかになったのです。

さすがに、減圧室を治療に用いるのは設備が大掛かりすぎるため、その後研究が活発化し、小型の中耳加圧治療器が開発され、有効性が確立されました。

なぜ、中耳に圧力をかけることでメニエール病が改善するのかについては、まだ正確なメカニズムは明らかになっていません。しかしおそらく、中耳に圧力がかかると内耳のリンパ液の流れが改善され、内リンパ水腫が改善されるのではないかと考えられています。

メニエール病の発作と気圧の関係については以前から研究が進められており、メニエール病の発作は気圧が下がると起こりやすく、反対に、気圧が高くなると起こりにくいことが分かっています。これも、中耳加圧治療と同じ原理と考えられます。

減圧室を使ったスウェーデンでの実験をきっかけに相次いでメニエール病患者に対する研究が行われ、ついに中耳加圧装置「Meniett®」が開発されました。１９９９年にはアメ

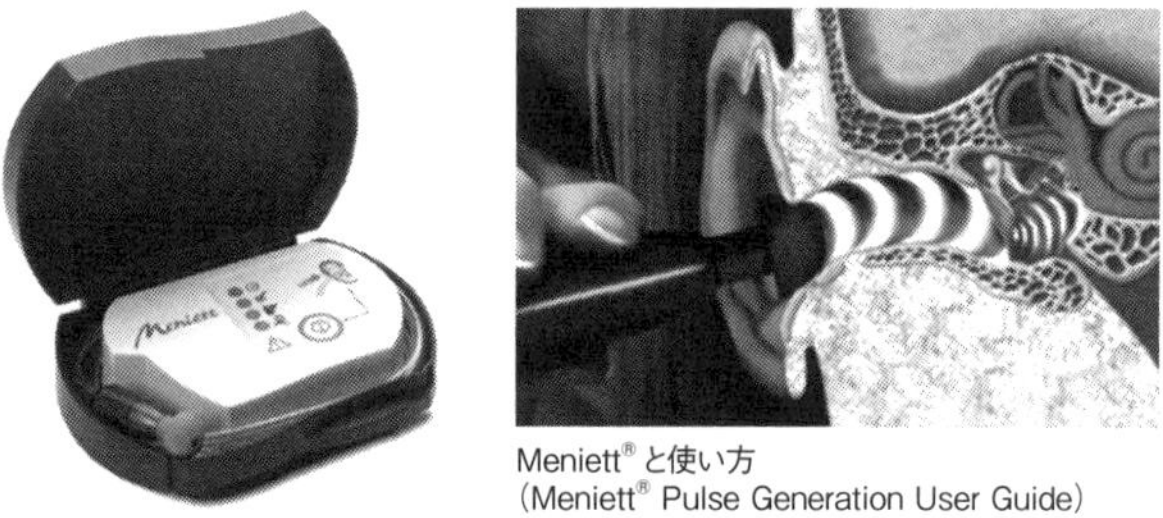

Meniett® と使い方
（Meniett® Pulse Generation User Guide）

リカ食品医薬品局（ＦＤＡ）の認可を受け、メニエール病の治療機器として世界で大きな注目を集めるようになりました。

Meniett®は、奥行き１５４ミリメートル、幅１１５ミリメートル、高さ51ミリメートルの小型の機械で、重量は６９０グラムと携帯性も優れています。内部には圧力センサーが備え付けられており、機械にはポリエチレン製のチューブがついています。機器を使用するときには、そのチューブの先を外耳道に入れ、鼓膜に加圧負荷をかけることで、まるで減圧室のなかにいるときと同じ状況になり、症状の改善が期待できるのです。

Meniett®は非常に優れた治療成績を証明し、アメリカやヨーロッパで大きな注目を集める存在になりました。取り扱いも非常に簡単であり、開始ボタンを押し、５分間で一回の治療が終了します。治療回数は1日3回程度が標準とされています。

重要なのは治療の前処置として、鼓膜換気チューブの挿入をあらかじめ行う必要がある、ということでした。鼓膜にチューブを留置することによって、外気圧と中耳圧の均衡が一定となり、内耳のリンパ液の流れが改善し、めまいなどの発作を軽減することができる可能性があります。

鼓膜にチューブを留置し、4週間程度経過を観察して、症状の改善が見られない場合に中耳加圧治療を開始します。

しかし日本では、諸般の事情があり、厚生労働省の認可が下りませんでした。

そんななか、富山大学のグループが「日本版Meniett®」とでもいうべき医療機器を開発しました。それが、中耳加圧装置「EFET（エフェット）01」です。

このEFET01は、従来日本に存在していた「鼓膜マッサージ器」という医療機器をベースに開発されており、この鼓膜マッサージ器を小型化し、臨床試験を行って完成させたも

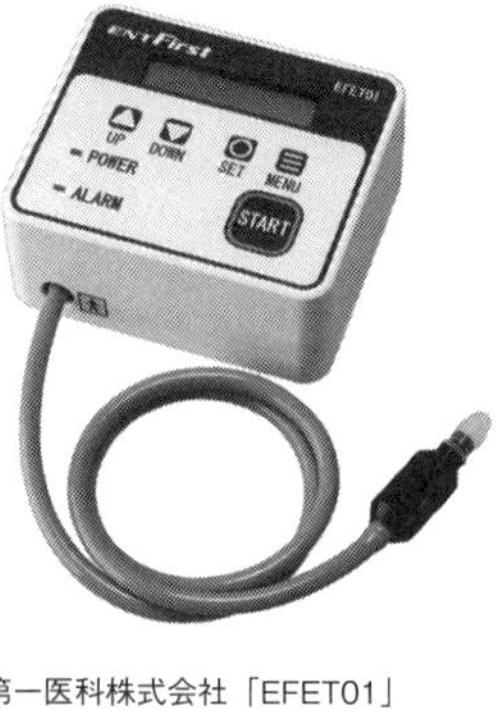

第一医科株式会社「EFET01」

のです。

鼓膜マッサージ器は古くから、耳管狭窄《きょうさく》症や滲《しん》出《しゅつ》性中耳炎の治療に用いられてきました。滲出性中耳炎とは、鼓膜の奥にある中耳に滲出液がたまり、音が聞こえにくくなる疾患です。

鼓膜マッサージ器は、機械から伸びているチューブの先を外耳道に入れ、断続的に空気圧をかけることで鼓膜をマッサージする、という仕組みです。

つまり、欧米を中心に人気を集めているMeniett®と、ほとんど同じ仕組みの医療機器です。

日本ではMeniett®の承認がなかなか下りないことから、なかには個人輸入でMeniett®を海外から取り寄せ、治療に用いる医療機関もありました。しかしMeniett®は国内未承認であり、使用するには倫理審査委員会の承認が必要であることや、輸入の手続きが非常に煩雑であること、一台４０００米ドル以上と非常に高額であること、さらには、鼓膜換気チューブの挿入術が必要であることや、４週間の経過観察が必要であること、また、まれにではあっても治療終了後、鼓膜穿孔が起きるリスクもありました。
　そうした問題点をEFET01が解決しました。

　そもそも鼓膜マッサージ器は医療機器として薬事承認を受けていましたから、そのほかに必要なことは、メニエール病の治療に使用することができるよう、追加で許可を申請することだけでした。そしてついに２００７年、倫理審査委員会の承認を受け、難治性メニエール病の治療機器として鼓膜マッサージ器の有用性を検討する臨床研究が開始され、２０１８年、厚労省より薬事承認を受けたのです。現在では健康保険の適用となり、多くのメニエール病患者が治療効果を実感しています。

　日本オリジナルの中耳加圧装置・EFET01の特徴はMeniett®と異なり、鼓膜換気チューブの挿入術が不要であり、すぐに加圧治療を開始できるということです。サイズは奥行きが１００ミリメートル、幅が１２０ミリメートル、高さが50ミリメートル、重量が約500グラムであり、Meniett®とほぼ同じサイズです。

治療対象となるのは薬物療法などの保存的治療があまり効果を成さず、めまい発作を繰り返す重症のメニエール病患者であり、外耳道損傷、耳垢《じこう》塞栓、鼓膜穿孔がないことを確認する必要があります。また治療を行えるのは耳鼻咽喉科専門医のみですが、実際には医療機器を医師から患者へ貸し出す形式となるため、患者は自宅にいながら自分で治療を継続することができます。

実施方法は、1回3分、1日2回が原則です。中耳加圧装置の利用と併せて自宅で日誌を記録し、めまいレベルや症状の自覚的苦痛度、日常生活における苦痛度などを5段階評価で記載します。

患者は毎月1回受診し、問診で日誌に記載された内容を医師に示しながら、聴力検査や眼振検査を行って、治療効果を確認します。

一般的には、中耳加圧装置の使用期間は1年間とされ、使用を開始してから1年後に治療効果を評価します。その際には、毎月めまい発作が何回発生したかをカウントし、治療前の同月の状況と比較することで、どれくらい治療効果があったかを確認します。

多くの患者で改善が見られますが、治療効果が乏しいと判断された場合には、寛解に至るまでさらに治療期間を約６カ月、延長することができます。中耳加圧装置を使った治療でも期待した効果が得られない場合には、さらに治療のステップを進めます。

日本オリジナルのEFET01がメニエール病に対して保険適用となったのはわずか数年前となる２０１８年であり、しかも、装置の製作には時間がかかるため、安定供給され始めたのは２０２０年頃のことです。しかし生産量が限られているという問題から、現在でも中耳加圧治療を希望しているすべての患者に行き渡ってはおらず、順番待ちをしている患者は少なくありません。

EFET01を使った治療効果は非常に素晴らしく、治療開始12カ月で、著明改善した患者が68％、改善が16％、軽度改善が９％で、軽度改善以上が93％という報告が最近ありました。

またEFET01とMeniett®との治療効果を比較した研究では、どちらも発作回数の激減

中耳加圧の治療による著効例：Tさんのめまいレベル・めまい発作回数の変化

	使用前			使用後			
めまいレベル	0.62	0.4	0.5	① 0.03	② 0.1	③ 0	④ 0
めまい発作回数（レベル２以上のめまい回数／月）	5	5	9	① 0	② 1	③ 0	④ 0

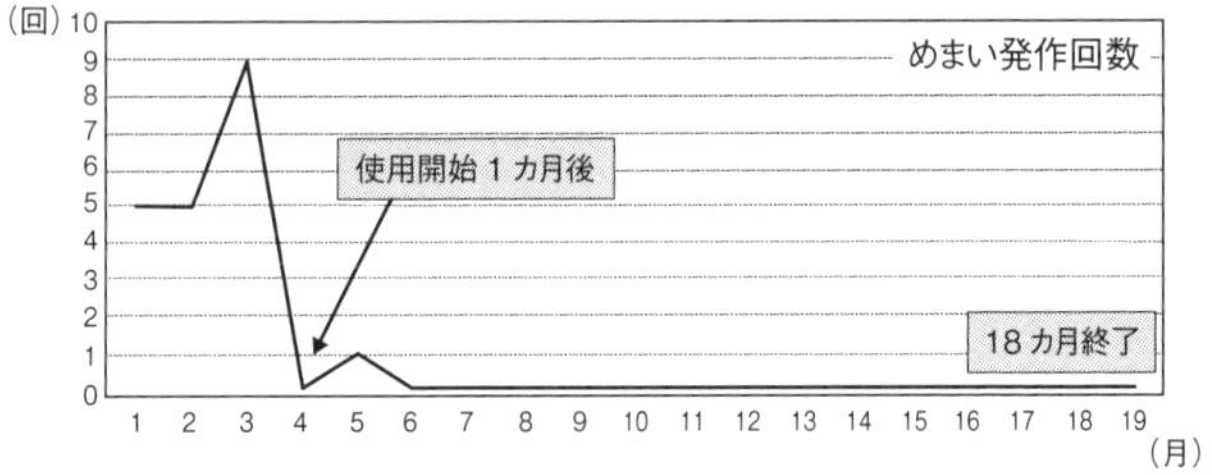

に対して有効であり、両機の間に差が見られないことも分かっています。

私のクリニックでも２０２０年４月から、延べ35例の重症メニエール病や重症遅発性内リンパ水腫症例に対し、中耳加圧治療を行っています。多くの患者で効果が見られ、そのうち約半数の症例で著明改善、すなわち、めまい発作が消失するという素晴らしい成績を得ています。

中耳加圧治療による著効例にはさまざまなものがあります。

74歳男性のTさんは、50歳の頃から原因不明の左耳高度難聴に悩まされており、72歳のときには回転性めまいを頻発するようになりました。

私はＴさんにイソソルビドと五苓散を処方しましたが、それでも効果は見られませんでした。

その後、鼓膜を小さく切開し、鼓膜チューブ留置術を行ったところ、めまい発作が一定期間消失しました。

しかし、間もなくして回転性めまいを再度頻発するようになったため、鼓膜チューブを抜去し、鼓膜の穴が塞がるのを待って、中耳加圧治療を開始しました。

すると、効果は顕著に表れてきました。Ｔさんが記録していためまい日誌を見ると、治療を開始して1カ月後にはめまい発作がゼロになったことが記載されています。結局、Ｔさんは1年半、中耳加圧治療を継続し、無事〝卒業〟となりました。その後めまい発作の再発は現在までありません。

もう一つ、私が中耳加圧治療の効果を確信した症例を紹介します。

51歳女性、職業は看護師のDさんです。2年ほど前から右耳が詰まった感じがするようになり、聴力の低下も見られました。さらに回転性めまいを繰り返し、普段から立ち仕事が多い職業柄、大きな支障が生じるようになりました。

地元の耳鼻咽喉科を受診したところ、投薬治療が開始されましたが、まったく効果がなく、鼓室ステロイド注入治療を提示されました。この治療は、鼓膜の奥にある「鼓室」という空間にステロイドを直接注入する治療法です。

Dさんは看護師であるため、ステロイドの注入治療に懸念を示し、セカンドオピニオンとして当院を受診しました。

回転性めまい発作が頻繁に起こり、業務にも大きな支障を及ぼしていたため、私は中耳加圧治療を開始しました。すると、使用開始数カ月後にはあれだけひどかっためまい発作が消失しました。

Dさんは始め、空気圧でメニエール病を治すという手法に対して半信半疑のようでしたが、治療を始めてわずか数カ月でめまい発作がゼロになった様子に、とてもびっくりしていました。同時に、私もこれだけ早く治療効果が見られるとは思わなかったので、Dさん同様、非常に驚きました。

これまで頻繁に起きていためまい発作が、数カ月治療を行っただけでまったく症状が出現しなくなるのですから、これは患者にとっては非常に劇的な改善であり、大げさでもなく、生まれ変わったくらいの喜びを実感しています。

中耳加圧治療は、原則1年で効果判定を行います。すでに効果が現れている場合でも、治療を中止すればストレスが増大し、再びめまい発作などの症状が出現するかもしれないという場合には、医師の判断により、半年間の継続を選択することも可能です。このように、規定の1年間に加えて半年間の継続治療を行うことを「地固め療法」と呼んでいます。

私のクリニックにおいても、治療をスタートして半年くらいでめまい発作がゼロになるケースが目立ちますが、再発に対する不安のため、さらに半年間、治療の継続を希望する患者が少なくありません。中耳加圧治療は、非常に切れ味がよく、著明な効果を実感できるものであるため、全国的に治療希望者が増加しており、現在では医療機器の供給不足が続いています。最近は治療開始まで半年間、待たなければならないこともあり、医師らからはメーカーの増産を希望する声が聞かれます。

確かに、中耳加圧治療によって効果が実感できれば、医療機器を手放すことに不安を感じるのも納得です。「治療を継続したい」と患者から切に訴えられれば、医師としても「それなら、あと半年間、治療を継続しましょうか」と言いたくなります。

しかし場合によっては1年半を超えてもなお、治療の継続を希望する患者もおり、そうなると、めまい発作に対する不安というよりも、機械を手放すことに対する不安のほうが大きくなり、ある種の強迫観念が芽生えかねません。

また、本来なら中耳加圧治療を〝卒業〟してもよい患者が、いつまでもダラダラと継続して医療機器を使っていれば、ほかの重症の患者へ機器が行き渡らず、長引く症状に苦しむことになります。そうした事態にならないよう、医師も症例を確実に吟味し、重症者になるべく早く中耳加圧装置が供給されるような努力が必要ではないかと考えます。

4．内リンパ嚢開放術

残念ながら中耳加圧治療で効果が見られなかった患者に対しては、手術療法が適応になります。その際まず選択されるのが「内リンパ嚢開放術」です。

これは内耳の奥にあり、リンパ液の流れを調整している内リンパ嚢という袋に穴を開け、リンパの流れを正常に戻す、という治療です。

本来、内リンパ液は内リンパ嚢で吸収されますが、この内リンパ嚢が機能不全を起こし詰まってしまうと、内リンパ水腫を引き起こします。この考えに基づき、詰まりを起こしている袋（内リンパ嚢）に穴を開けて、水ぶくれの状態を改善しようという治療法です。

手術は全身麻酔下で行われ、耳の後ろのあたりを切開して側頭骨の深い部分にある内リンパ嚢にアプローチします。そして、内リンパ嚢を切開開放することで、内リンパ水腫の減圧を促します。

これにより、リンパ液の流れが正常化し、内リンパ水腫の状態が改善され、めまい発作などが起きなくなる、という仕組みです。

この治療法は、ガイドラインでは推奨度がＣ１です。つまり、十分な科学的根拠がないということです。

これには、いまだ内リンパ水腫がなぜ起きるのか、本当に内リンパ嚢の機能不全が原因なのか、ということが判明していないのが理由として挙げられます。

手術も非常に難しく、なかには内リンパ嚢が極端に萎縮していて、そこに穴を開けるという作業がたいへん困難な症例もあります。実際、この手術を行っている医療機関はそれほど多くなく、比較的内リンパ嚢開放術を積極的に行っている医療機関でさえ、年間10件程度ではないかと推察されます。

手術後は体を動かしたときなどにめまいを感じることがありますが多くが一過性のものであり、ほとんど心配はいりません。ベッド上で安静にしなければならないのは手術当日のみであり、めまいの症状や眼振などを観察し、経過が良ければ少しずつ行動範囲を広げていきます。

この手術の特徴は、内耳の機能を温存できるということです。

ほかの術式では、完全に内耳の機能を破壊することでめまい発作を抑制します。しかしこの内リンパ嚢開放術は、内リンパ嚢を小さく切開開放するだけであり、内耳の機能を損なうことはありません。そのため、聴力の温存や改善が期待できるという点が、この術式の長所といえます。

5. 選択的前庭機能破壊術

内リンパ嚢開放術でも効果がない重症例には、選択的前庭機能破壊術を行います。これは、前庭機能にダメージを与えることで、めまいを止めるという治療法です。

いってみれば、選択的前庭機能破壊術は最終手段であり、できるなら採用しないに越したことはありません。

選択的前庭機能破壊術には、手術を伴うものと注射だけでよいものの2種類がありますが、手術を伴う「前庭神経切断術」は患者の負担も大きく、また、医師も高度な技術を要し、ガイドラインの推奨度はC1とされています。

その一方、注射だけで良い治療法は比較的簡便であり、治療効果も確認されていることから、ガイドライン上の推奨度はBとなっています。

しかし、どちらも前庭機能を破壊することには変わりありません。現在では中耳加圧治療のほうが非常に良い効果が確認されているため、この選択的前庭機能破壊術はもちろん、内リンパ嚢開放術を必要とする症例も減少傾向にあります。

とはいえ、中耳加圧治療も効果が期待できない、重症度の高い症例に関しては、こうした治療が救いの道になることもあります。知識として理解しておくのは、決して無駄ではありません。

5-a．ゲンタマイシン鼓室内注入

ゲンタマイシンとは、アミノグリコシド系の抗生物質です。肺炎、膀胱炎、腎盂炎《じんうえん》、腹膜炎などに適応があります。

メニエール病に対するゲンタマイシン鼓室内注入とは、ゲンタマイシン薬液を鼓膜の奥にある鼓室という空間に注入する、というものです。

なぜゲンタマイシンを鼓室に注入することでメニエール病の発作が治るのかというと、ゲンタマイシンには内耳の前庭系に対する毒性があり、選択的に障害を与えることができ

ゲンタマイシン鼓室内注入

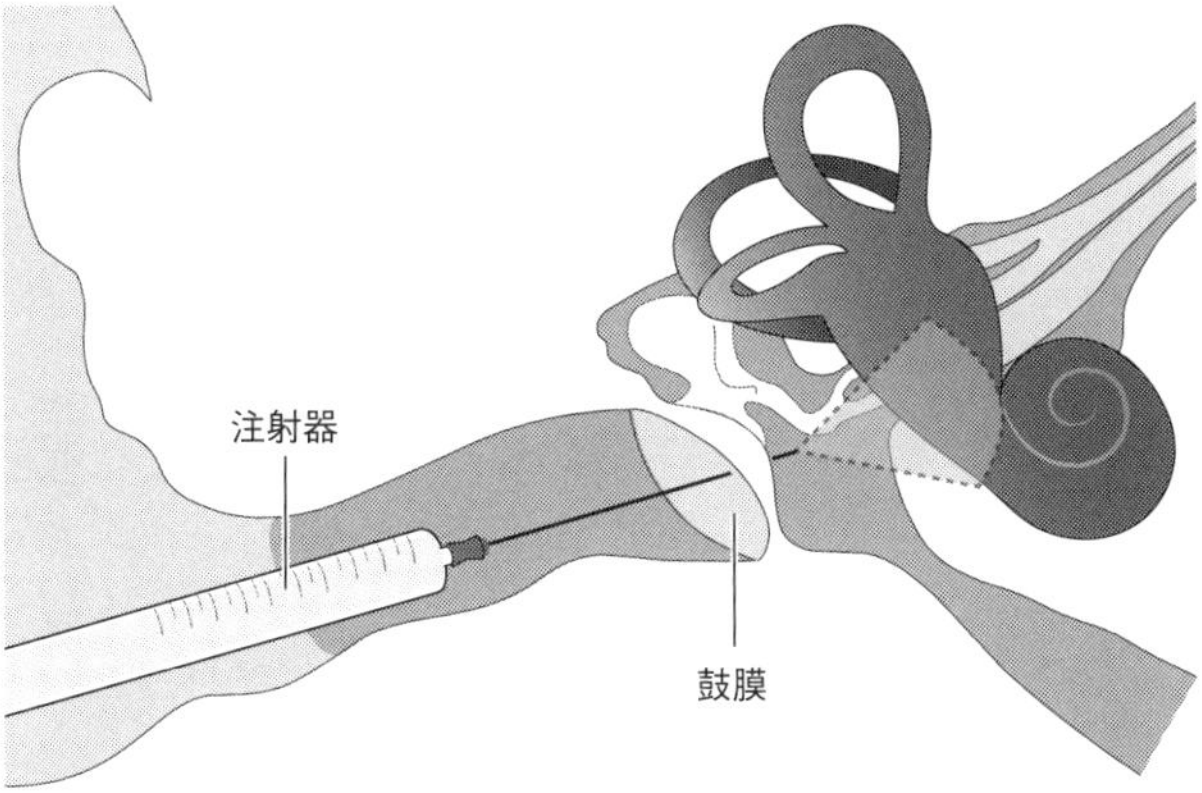

NHK「そのめまい危険かも? メニエール病の症状チェック、原因や治療法は」を基に作成

るからです。

ゲンタマイシンを投与する際には、特殊な注射針であるカテラン針を使用し、1日1回数日間投与する方法と、1回投与したあと経過を見ながら追加投与する方法があります。

研究によると、ゲンタマイシン鼓室内注入によるめまい完全抑制効果は、おおむね良好であり、80〜90%と高いことが分かっています。

ゲンタマイシン鼓室内注入は、手技が非常に簡便であり、また、必要に応じて繰り返し治療を継続できるという長所がありますが、その一方、聴力への影響が懸念される、という短所もあります。

なぜなら、ゲンタマイシンは前庭機能だけでなく、聴覚機能にも障害を与えることが分かっており、難聴を誘発する可能性が考えられるからです。

しかし、ゲンタマイシンの注入回数が3回程度では、明らかな聴力の低下は見られないという研究報告もあり、反対に、この治療によってめまい症状が軽減したグループでは、聴力の改善も明らかである、ということも報告されています。

この背景としては、ゲンタマイシンの作用によって前庭機能が障害を受け、めまいの症状が改善されると、精神的なストレスも軽減し、ストレスホルモンであるバソプレシンの血中濃度も下がり、それによって内リンパ水腫が改善し、二次的に聴力が回復したのではないか、と考えられています。

とはいえ、できるだけ聴覚機能を温存しながら、前庭機能のみ破壊するのに、適切な薬物濃度の設定は各医療機関によってばらつきがあるのも事実であり、場合によっては難聴を進行させるリスクもあります。

また、通常であれば前庭神経を破壊したとしても、小脳の働きにより、時間が経過するにつれて平衡感覚が自然に回復することが知られています。これを「前庭代償」といいますが、高齢者や両側性のメニエール病患者の場合、この前庭代償が起きにくいことが分かっています。

そのため、そのような患者に対してゲンタマイシン鼓室内注入を行うときには、注意が必要です。

ちなみに、鼓室内に注入する薬剤は一般的にゲンタマイシンが推奨されていますが、一部の医療機関ではステロイドを鼓室内に注入する治療が行われています。

ガイドラインでも、ゲンタマイシンに比べて聴覚障害のリスクの少ないステロイドを先行させてもよいと記載されています。

ステロイドとゲンタマイシンを使用した二重盲検試験（医師も患者も、被験者がどの治療群に割り振られたのか分からない条件で行われる比較試験）によると、両者の間で治療効果に大きな違いはなく、めまい発作の抑制や、耳鳴り・耳閉塞感の改善、機能レベルの回復などにおいては同等の治療成績であったことが分かりました。

しかし、言葉を正しく聞き取れる能力を測定する「語音弁別能」では、ステロイドを投与した患者群に比べ、ゲンタマイシンを投与した患者群が優位に低下していたという報告があります。こうしたことから、ゲンタマイシンよりも、ステロイドを優先して投与する医療機関も少なくありません。

ただしゲンタマイシンとは異なり、ステロイドを鼓室内に投与するとなぜめまい発作が抑制されるのかというメカニズムは、いまだ明らかにされていません。

5－b．前庭神経切断術

選択的前庭機能破壊術のうち、手術を伴うのが前庭神経切断術です。名称どおり、前庭神経を外科的に切断して、めまい発作などを抑制しようという治療法です。

日本では、ガイドラインでC1として推奨されており、現実的にあまり行われていませんが、海外では積極的に行っている国もあり、特にイギリスでは古くから標準治療として選択されています。

この治療法は耳鼻咽喉科だけでなく、脳神経外科との共同作業で行われるという特徴があります。

脊椎動物の神経系のうち、脳に出入りしているものを脳神経といいます。人間をはじめ、哺乳類や鳥類などでは左右に12対あり、「第Ⅰ脳神経は嗅覚をつかさどる」「第Ⅱ脳神経は視覚をつかさどる」というように、それぞれ役割が決まっています。

第Ⅷ脳神経は、聴覚をつかさどる蝸牛神経と、平衡感覚をつかさどる前庭神経によって構成されています。

前庭神経切断術では、蝸牛神経は温存し、前庭神経だけを切断します。めまいの原因となっている神経を切断してしまうので、非常に高確率でめまい発作が抑制されますし、再発もほとんど認められることはありません。

かつて、手術の手技がそれほど洗練されていなかった時代には、前庭神経だけでなく蝸牛神経までも傷つけてしまい、術後に難聴が悪化することもありました。しかし現在では手技が向上し、前庭神経だけを選択して切除することが可能になっています。

とはいえ、非常に難易度の高い治療であることは間違いありません。

また、片側だけ手術をしたあと、反対側の耳にもメニエール病の病態が出現した場合には、やはりめまいが残ってしまうことになります。高齢者や両側性のメニエール病患者の場合には前庭代償が起こりにくく、治療後も平衡感覚が障害を受けたままになってしまうこともあります。

そうしたリスクを踏まえながら、手術の是非を検討する必要があります。

また、この治療は内リンパ水腫の改善を目的とするものではないため、治療により難聴など聴覚障害を食い止めるのは難しいというデメリットがあります。そのほか、開頭手術によって行われるため、患者側への負担も大きく、患者の年齢や全身状態によっては手術が難しいこともあります。

しかし、非常に高い確率でめまいを抑制できるということが最大のメリットであるため、めまい発作が起きる頻度が著しく多く、かつ、比較的年齢の若い患者に対しては、治療適応と考えられています。

ケーススタディ～前兆から発症、ほぼ治癒に至るまでの10年間～

医師にとってメニエール病の診断が難しく、「メニエール病は治らない」という先入観にとらわれてしまう理由の一つに、メニエール病の症例について、前兆から治癒に至るまでの軌跡をほとんど見たことがないという事実があります。

多くのメニエール病患者は横断的にいろいろな医療機関を受診します。「A耳鼻咽喉科では治らないと言われたけれど、B耳鼻咽喉科なら治るのではないか」「耳鼻咽喉科がダメなら、脳神経外科を受診したら良いのだろうか」など、ドクターショッピングを繰り返し、一カ所で落ち着いて治療を継続する患者は、非常に希少です。

しかし幸いにも、私がかつて勤務していた病院は、地域の医療機関から紹介されて受診する患者が多く、さまざまなパターンのメニエール病患者を診察する機会に恵まれてきました。特にありがたいと思ったのは、発症の初期から、場合によっては潜伏期から、治癒に至るまでのプロセスをリアルに診察させてもらう機会を得たことです。

一連のプロセスを経験することで、メニエール病の病態がどのように変化するのか、どのようにして発作期と間歇期を繰り返すのか、どのようなことが症状を増悪させる誘因となるのか、どのような治療が功を奏するのかなどを、時系列で知ることができます。

今回は、私が担当した多くの症例のなかから、典型的と思われるメニエール病患者について解説します。潜伏期からほぼ治癒まで約10年のなかで刻まれるストーリーは、メニエール病の病態や特徴を理解し、治療を行う際の大きな手助けとなるはずです。

Aさんは30歳の男性で、飲食店経営者でした。

２００３年３月、軽いめまい感と左耳の軽度難聴で、私が勤務していた病院に紹介受診しました。

聴力検査などを行った結果、私は急性低音障害型感音難聴と診断し、プレドニゾロンなどの薬物療法を行いながら、しばらく様子を見ることにしました。結果は良好であり、一旦はこれで通院も終了となりました。

しかしその4年後、Aさんは再び難聴で当院を受診しました。難聴が出現しているのは、4年前と同じく左耳です。そのほかにも、フワッとしためまいが起きるなどの違和感を訴えました。

私はメニエール病を疑いましたが念のため、内耳のMRI検査を行いました。結果は異常なしでした。

そのほか、目の周りに電極を貼って眼振の有無などを調べるENG検査（電気眼振図検査）、動いている視標をじっと見つめて眼球の動きを計測するETT検査（視標追跡検査）、OKP検査（視運動性眼振パターン検査）なども行いましたが、いずれも結果は問題ありません。

ただ、温度眼振検査（カロリックテスト）といって、左右の外耳道へ順番に冷たい水を注入して三半規管を刺激し、眼振の出現を促す検査を行ったところ、左耳に軽度の三半規管機能低下が認められました。

また、グリセオールテスト（浸透圧利尿剤を投与し、投与前後の聴力検査を行うテスト）を行ったところ陽性となり、内リンパ水腫の存在が推察されました。

これらの結果を総合的に考慮した結果、私はメニエール病の可能性があると判断し、イソソルビドを70ミリリットル服用する治療を2カ月間行いました。

その翌年は、軽いめまいと変動する感音難聴で推移し、イソソルビド70ミリリットルに加え、ジフェンヒドラミンを服用してもらいました。軽いめまいと連動して感音難聴が変動するということから、この時点でメニエール病の可能性がますます高まった、ということになります。

ただし、まだめまいの症状は軽く、めまいよりも難聴を訴えることが多いので、メニエール病と診断することはできません。この時点では、あくまでもメニエール病の疑い例という段階です。

しかしその翌年（２００９年）1月、Aさんは初めて強いめまい発作を起こして入院となりました。その後も7、8、10月に2時間程度の回転性めまいの発作を起こしました。眼振も確認され、発作が起きてすぐの頃には、眼振は患側向き（左向き）の刺激性眼振が観察され、約2時間後、健側向き（右向き）の麻痺性眼振が観察されました。実際発作時のめまいは左回りであり、その後のめまいは右回りですとAさんは言っていました。

これらの事実により、Aさんはメニエール病の確実例となりました。潜伏期から数えて、すでに6年の月日が経過していました。

その後、Aさんは頻発する回転性めまい発作に悩まされることになりました。そして2011年3月以降、めまい発作が頻発するとともに、10月にはめまい発作を伴わない突然の高度難聴が出現し、短期入院治療を行いました。

8週間後にはほぼ聴力が改善したものの、同じようなことはこのあともしばしば繰り返されました。

メニエール病は、発作を繰り返すたびに聴覚症状が悪化し、耳鳴りや難聴が進行することがあります。Aさんの場合もそのような症状が見られているのではないかと推察されました。

2012年1月には、聴力の低下がますます激しくなったため、ステロイド治療を開始しました。
原因が分からない難聴の治療には、ステロイドを用いることが少なくありません。なぜ、ステロイドが難聴を改善するのか、その機序は明確にされていませんが、おそらくステロイドが内耳で起きている炎症を鎮め、聴覚の機能をつかさどる細胞や神経を保護するなどして、機能を取り戻すことに役立っているのではないかと考えられています。

私は薬物療法でもあまり功を奏さないメニエール病の重症例と判断し、2012年9月より1日3回、1回5分Meniett®を使用した中耳加圧治療を開始しました。もちろんMeniett®は、日本の厚生労働省によりまだ認可されていなかったため、私はMeniett®研究会を通して個人的に入手していたMeniett®を病院の倫理委員会の許可を受けAさんに貸し出すことにしたのです。

Aさんの症状は、治療を始めて3カ月もする頃から改善傾向が明らかになりました。

次ページのグラフは、Aさんが中耳加圧治療を開始してからの聴力の変動と、めまい発

中耳加圧療法中の聴力の変動とめまい発作回数の変化

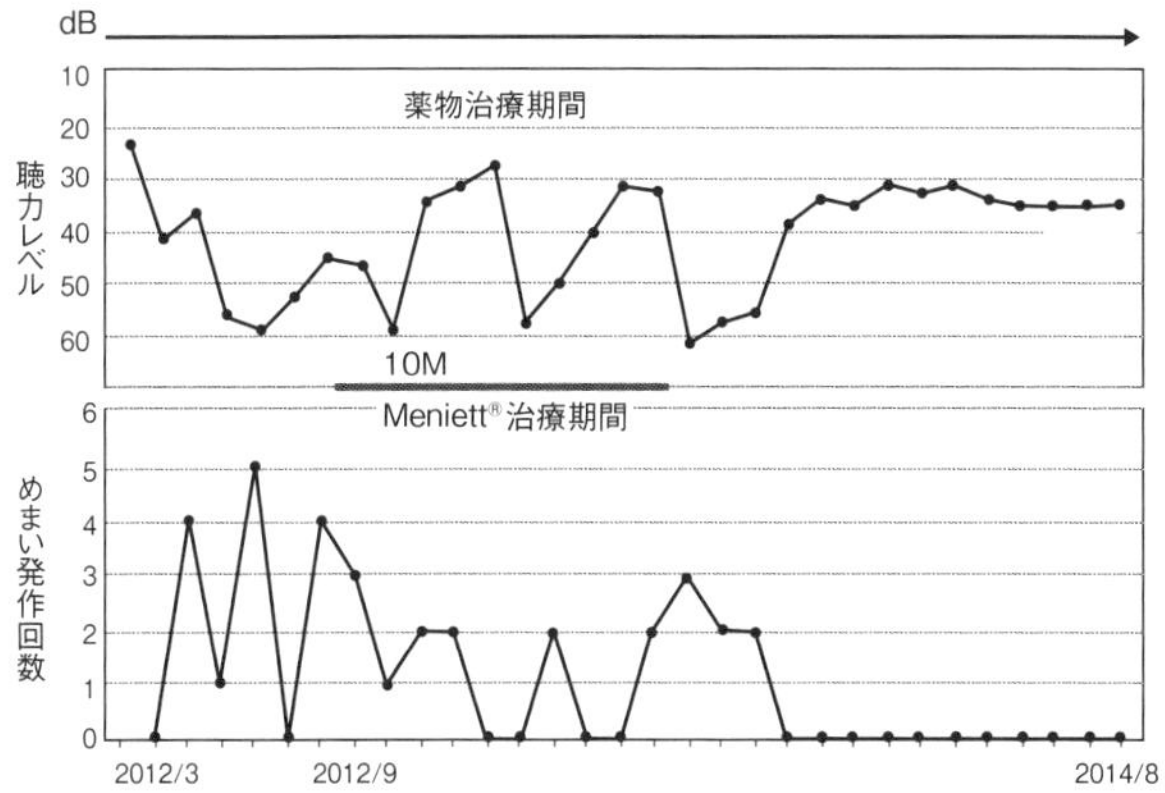

作回数の変化を図にまとめたものです。

上の折れ線グラフは聴力レベルを表し、下のグラフはめまいの発作回数を示したものです。これを見ると、聴力が落ちているタイミングと、めまい発作が生じているタイミングが、ほぼ合致することが分かります。

めまいに対する治療効果は、「めまい係数」という数値によって評価することができます。めまい係数は、以下の式によって導くことができます。

めまい係数＝
（治療後のめまいの月平均発作回数）÷（治療前のめまいの月平均発作回数）×１００

治療後に算出しためまい係数が0だった場合には「著明改善」、1から40だった場合には「改善」、41から80だった場合には「軽度改善」、81から120だった場合には「不変」、120より大きかった場合には「悪化」という5段階で評価します。

Aさんの場合、めまい係数は60・08だったので、軽度改善にあたります。改善レベルでいえば、上から3つ目のカテゴリーに該当するため、それほど大きな効果はなかったのではないかと思われるかもしれませんが、めまい発作の記録を見てみると、中耳加圧治療を開始してから4カ月後、7カ月後に、まったくめまい発作が起きなかった「めまい回数ゼロ」の月が見られます。

これは、治療を開始する前にはまったく想像できなかった、大きな進化です。

Aさんが中耳加圧治療を行ったのは10カ月でした。現在では1年間継続して、その効果を評価するのが基本ですから、Aさんの場合、若干治療期間が短かったことになります。

当時は現在と違って、厚生労働省に認可された中耳加圧治療の医療機器が存在せず、私が個人的に並行輸入したMeniett®を使用していたため、一人の患者が長期にわたってその機器を独占するのは難しく、ほかの患者へ渡さなければならなかったという事情もあります。

中耳加圧治療は基本的に薬物療法を並行して行い、Aさんもイソルビド、ベタヒスチン、ジフェニドールを服用していました。しかし現在は漢方薬の五苓散のみ、使用しています。

それでもめまい発作を起こさずに症状をコントロールできているというのは、素晴らしい治療効果だと感じます。

このAさんの症例は、典型的なメニエール病のパターンです。まず低音障害型感音難聴が起こり（＝潜伏期）、めまいと聴覚障害を起こす発作期と、めまい発作が起きない間歇期を繰り返します。

そして、発作を何度も繰り返すたびに聴覚障害の度合いも増していき、間歇期にも軽いめまいや難聴などの症状が見られることもあります。

しかし現在、最も治療効果が高いとして注目を集めている中耳加圧治療により、発作の回数が劇的に減少し、その後、寛解期に至っています。

めまい発作は著しく減少していますが、その一方、寛解を迎えたときの平均聴力レベルは、30デシベルでした。その後、大きなめまい発作はありませんでしたが、平均聴力レベルは約60デシベルまで低下し、現在に至っています。中等度の聴覚障害が残ってしまうというのも、メニエール病の典型例です。

Aさんの症例は、中耳加圧治療が一般に普及する以前に経験したものです。現在は、もっと短期間で寛解、治癒できる可能性が十分期待されます。

このように、始めは低音障害型感音難聴と診断され、その後めまいなどの発作が起こり、やがてメニエール病の確実例と診断されるのが典型的なメニエール病のパターンです。潜伏期から診断までの時間は個人差がありますが、Aさんの場合には２００３年３月に初めて受診し、２００９年1月に初のめまい発作で入院したときにメニエール病と確実に診断していますから、実に6年もの歳月が経過していたことになります。しかし、この

6年という数字はほかの症例に比べて決して長すぎるものではありません。

また、潜伏期から寛解へ至るプロセスの長さも人によって異なります。Aさんの場合はちょうど10年でした。

メニエール病が、いかにタイムスパンの長い疾患であるかということが分かります。

しかし、メニエール病は決して治らない病気ではありません。私が患者にいつも言うのは、「メニエール病は、正しい治療を行えば治ります。最大4年、待ってください」ということです。

これまでの臨床経験から、多くの症例では4年以内に寛解期へ持ち込むことができています。発作と間歇期を繰り返すため、「いつまで経っても治らない」とさじを投げたくなる気持ちも分かりますが、辛抱強く治療を行うことで、きちんと寛解期へ移行することができます。

ただし難聴や耳鳴りなどの聴覚障害は残ってしまうかもしれませんが、それでも、日常生活に大きな支障となるレベルではありません。

大事なことは、メニエール病の治療経験が豊富な医師と信頼関係を築くこと、そして、治療を途中で投げ出さず根気よく続けることです。そうすることで、必ずメニエール病の終着点が見えるようになり、その先にはめまい発作から解放され、なんの心配もなく安心して過ごせる、平穏な日常生活が待っているのです。

第5章

メニエール病は不治の病ではない
正しい診断とガイドラインに沿った
適切な治療を行えば
メニエール病は治る

メニエール病の診断の難しさ

めまいに悩まされている患者に対し、メニエール病と診断を下すのは、医師にとっては非常に容易なことです。

芸能人や著名人がメニエール病を発症したというニュースが時々世に流れることもあり、今では、メニエール病という疾患名は広く知られています。そのため、患者にメニエール病と宣言すれば、「ああ、あの病気か」と、多くの患者が納得をしてくれます。

メニエール病はただめまいが起きるだけの疾患ではありません。難聴や眼振など、メニエール病と診断するには、いくつかの条件を満たす必要があります。

にもかかわらず、なぜメニエール病の診断が難しく、過剰診断が多くなされているのかというと、現在、日本で使用されているメニエール病の診断基準は、あくまでも、日本めまい平衡医学会が作成・提唱しているもので、全国の医師に広く普及はしていないからです。

現在、日本では研究班基準と学会基準の２つの診断基準が併存しています。

研究班の診断基準は１９７４年に厚生省特定疾患メニエール病調査研究班より、また、２００８年には厚労省前庭機能異常調査研究班より診断基準が発表され、２０１１年には「メニエール病診療ガイドライン」が作成されています。

その一方、学会基準の診断基準についていえば、１９８７年に日本平衡神経科学会が診断基準を発表し、その後２０１７年に日本めまい平衡医学会により改訂が行われています。


私も過去40年あまり、メニエール病診断基準やガイドラインの変遷に注目していましたが、最近やっと、メニエール病とはこういう疾患だという自分なりの概念が確立してきました。もちろん現在一番重視しているのは２０２０年度版のガイドラインです。

正しい知識で病気に向き合う

めまいに悩んでいる日本人の多くは、まず耳鼻咽喉科を受診します。しかしなかには脳神経外科や内科を受診する人もいますし、急性のひどいめまいの場合には救急外来を受診する人もいます。

　めまいを引き起こす原因はさまざまですし、内科医や脳神経外科医に比べ、めまい患者を診察する機会が多い耳鼻咽喉科医全員がめまい疾患に精通しているとは限りません。「耳鼻咽喉科診療所におけるめまい診療の実態」を調べた研究によれば、確実に診断ができた例は２２９３例中、約半数の１２８７例であり、この疾患が原因ではないかという「疑い例」は６２２例でした。その一方、３８４例では診断ができず、原因不明となったということが報告されています。

　また、これまでの受診歴が明らかだった１７１３例のうち、ほかの医療機関を受診したことがなかったと答えた症例は６９６例であり、半数以上がほかの医療機関を受診していたということも分かっています。

　そのうち、診療所を受診した人は４１９例であり、内科を受診した人の比率は約半数の２１７例となり、耳鼻咽喉科を受診した症例１７１例を上回っています。

多くの場合、めまいは命に関わる症状ではないため、発作が起きても医療機関を受診せず、しばらく様子をみるという人も少なくありません。しかしその一方、めまい発作に耐え切れず、医療機関へ救いの手を求める人も多くいることは確かです。

メニエール病をはじめ、めまいを引き起こす疾患のなかには数日間、激しいめまいが続くものもあります。たえずめまいが起きている状態では、車の運転もままなりませんし、デスクワークに集中するのも困難です。サービス業で立ちっぱなしの状態では、いつ倒れてしまうか分かりませんし、職場環境や仕事内容によっては、事故やけがにつながることもあります。

一刻も早く、適切な治療を受けてめまいを改善するために行動することを推奨します。

めまいが起きたら「めまい相談医」へ

めまい発作が起きたら、まず、取るべき行動は「耳鼻咽喉科」を受診することです。なぜならめまい発作のうち、約60％は耳、特に内耳に原因があり、耳鼻咽喉科の領域になるからです。

しかし、耳鼻咽喉科ならどこでもよいかというと、そういうわけではありません。めまいという症状をきちんと理解し、正しい診察をしてくれる医師を探すことが重要です。

それでは、どうやってめまいに詳しい医師を見つけたら良いのかというと、まずは、「めまい相談医」を探すのが良いと思います。

めまい相談医とは、一般社団法人日本めまい平衡医学会の認定資格であり、めまいの専門知識および基本的な診療技術を備えていると、同学会が認めた医師に対して与えられる資格です。

一部には医師ではなく、めまい・平衡医学の分野に関する研究業績が豊富な、学術的研究の専門家であると当学会が認定した研究者も含まれていますが、めまい相談医の大半が耳鼻咽喉科の医師です。

一般社団法人日本めまい平衡医学会のウェブサイトにエリア別でめまい相談医の一覧が掲示されているので、自宅から通院しやすい医師などを探すのが良いと思います。

めまいの診断は非常に難解で、多岐にわたる知識が必要になります。場合によっては正しい診断が得られるまでセカンドオピニオンやサードオピニオンを求めてドクターショッピングを繰り返すことになります。

そうした事態を防ぐためにも、初めて医療機関を受診するときから、めまいを正しく診察し、適切な治療計画を講じてくれる医師を選択することが必要です。

片頭痛とめまいが合併する「前庭性片頭痛」に注意

メニエール病と診断されると、がっくりと落ち込む患者は少なくありません。

「先生、メニエール病って治らないんですよね。不治の病だから、一生、治療を続けなければならないんですよね」

そう話す患者は非常に多いのです。これには、テレビや雑誌などでメニエール病に関して誤った情報が伝えられていることが原因として考えられます。

しかし、メニエール病は、決して不治の病ではありません。

正しく診断し、適切に治療を行うことで、症状を改善したり、なくしたりすることは十分可能な疾患です。

メニエール病が不治の病といわれる背景には、メニエール病はストレスなどが誘引して発症するということが挙げられます。「またためまいや耳鳴りが起きたらどうしよう」という不安や心配はストレスとなりますし、また、強いストレスを抱えると睡眠が浅くなったり、眠れなくなったりします。

すると自律神経のバランスも乱れ、ますますストレス耐性が低下してしまいます。つまり、こうしたストレスが、さらにメニエール病の症状を悪化させてしまうのです。

また、メニエール病と混同されやすい疾患に良性発作性頭位めまい症や突発性難聴があり、メニエール病をきちんと治すにはそれらとの鑑別が重要である、ということはすでに述べたとおりですが、そのほか、近年では片頭痛に関連しためまいに悩む人が増えています。

片頭痛とは片側のこめかみあたりにズキン、ズキンと脈打つような痛みを感じるタイプの頭痛のことをいいます。

片頭痛発作は4時間程度、長ければ3日間程度持続し、日常生活に支障をきたすほどの痛みを生じさせるのが特徴です。ストレスや寝不足、飲酒、気候や気圧の変化などによって引き起こされ、体を動かしたり、明るい光にさらされたり、大きな音を聞いたりしたときに症状が悪化します。

吐き気や嘔吐を伴うことが多く、場合によってはめまいの発作を起こしたり、耳鳴りがしたり、音が聞こえにくくなったりすることもあります。

以前から片頭痛の人にはめまい発作が起きやすいことが報告されていましたが、その実態は明らかにされておらず、診断基準も明確ではありませんでした。

近年、その病態が明らかにされて診断基準も作成され、以前は「片頭痛関連めまい」と呼ばれていたのが、現在では「前庭性片頭痛」という名称で統一されるようになりました。

メニエール病と診断されたけれど、なかなか治らないという人は、この前庭性片頭痛の可能性もあると思います。

現在の医学でも片頭痛のメカニズムはまだ解明されていませんが、おそらく三叉《さんさ》神経が関与しているのだろうと考えられています。

つまり光、音、におい、ホルモンの変化、気温、気圧など、なんらかの原因で三叉神経の終末からＣＧＲＰ（カルシトニン遺伝子関連ペプチド）という神経伝達物質が放出され、これが血管を拡張したり、炎症反応を促進したりして、片頭痛を引き起こす元凶となっている、というのです。

脳を細かく見てみると、片頭痛に関連する三叉神経の回路と、めまいに関連する回路は中脳のあたりで接近します。そのため、片頭痛とめまいが合併するのではないかと考えられます。

近年では片頭痛に関する新薬の研究が活発であり、２０２１年にはＣＧＲＰ関連抗体薬という新しいタイプの予防薬が保険適用になっています。

片頭痛とめまいが合併している場合には、めまいの治療だけでなく、片頭痛の治療も有効です。片頭痛の治療に詳しい医師に相談してみることをお勧めします。

メニエール病は進行性の疾患であり、めまいの発作を繰り返すたびに症状は悪化していき、治療効果が出るまでの時間も長くなります。

早期のうちに治療を開始すれば、それだけ治りも早くなりますが、反対に治療開始が遅れれば症状も長引きますし、メニエール病と診断された患者のうち、約10～15％は発作の再発や長期化が見られる、とする報告もあります。

そのため、回転性のめまいや難聴などが見られ、「もしかしたらメニエール病かもしれない」と疑われる場合には、早めに専門医を受診することが大切です。

メニエール病のめまいは治っても後遺症が残ることもある

このように、正しく診断して適切な治療を行うことで、確実にメニエール病は治すことができます。しかし一つ、注意点を付け加えなければなりません。

それは、疾患が治ったあとも、後遺症が残ることもあるということです。もっと正確にいえば、めまいは治っても、ほかの症状が残ってしまうことがあるということになります。

後遺症とは病気やけがなどの治療をしたあとに残ってしまう、機能障害や神経障害のことをいいます。メニエール病ではどのような障害が残るのかというと、多くの場合、難聴と耳鳴りです。つまり、激しい回転性のめまいは治るけれど、どうしても、耳の障害は残ってしまうことがある、ということです。

メニエール病になると内耳のリンパ液が過剰に産生され、内リンパ水腫が起こります。治療によって内耳の水分量を減少させ、内リンパ水腫を改善することはできますが、残念ながら、一度水ぶくれになったことで発生した障害を完全に元どおりにすることはできません。めまいの症状は解消できたとしても、難聴や耳鳴りなどの障害が残ってしまうのです。

メニエール病の治療は、潜伏期、初期、発作期という流れをたどります。

潜伏期では内耳のリンパ液がたまり始め、耳の圧迫感や詰まりを感じるようになります。この頃にはまだめまいは起こりませんが、やがて初期に進むと難聴や耳鳴りが起こります。

この時点で「あれ、おかしいな」と気づいて治療を開始すればメニエール病へ進行させることは防げるかもしれませんが、多くの人は積極的に受診することはありません。

ある日突然、激しいめまい発作に見舞われて日常生活がままならなくなり、勉強や仕事に支障をきたすようになります。その時点で耳鼻咽喉科を訪れ、メニエール病と初めて診断される人は少なくありません。

治療を行うことで、発作期と寛解期が繰り返されるようになり、やがてめまい発作は沈静化していきます。しかし、難聴と耳鳴りは後遺症として残ってしまう人が多いとされています。

後遺症が残っている人の耳を調べてみると、多くの場合、三半規管の機能が低下しています。めまい発作を繰り返すことにより、徐々に三半規管機能が低下し、めまい発作は治まっていきます。

そのためメニエール病の治療が進むと、めまい発作は良くなったけれど、難聴や耳鳴りは残ってしまったということが多いのです。

しかし、メニエール病の患者に話を聞いてみると、「めまい発作が治るなら、難聴や耳鳴りは許容範囲」という人が大半です。メニエール病の後遺症として残る難聴は、多くの場合、中等度難聴です。これは、普通の声の大きさで会話をしているときに聞き間違いをしたり、聞き取りにくいと感じたりするレベルです。普通に生活をしていて困難を感じることはそれほど多くないとされています。

また多くの場合、難聴が起きるのは片耳であるため、いつの間にかその状態に慣れてしまう可能性もあります。

メニエール病患者はそれくらいつらいめまいに悩まされるということであり、初期のうちに適切な治療を開始することの重要性がうかがえます。

生活習慣に気をつけ、メニエール病を悪化させる要因を退ける

メニエール病の治療において最も重要なのは、適切な診断をしてもらうことです。

メニエール病ではないにもかかわらず、メニエール病と診断され、余計に医療費や時間をかけている人は少なくありません。めまい発作や難聴に困っている人は、めまい相談医

を受診して、正しい診断をしてもらってほしいと思います。

次に治療において重要なのは、正しい治療を行うことです。

現在の医学では、メニエール病に対する正しい治療法が確立されています。

ぜひ、正しい治療を行っている医師のもとで、根気よく治療に臨んでほしいと思います。

同時に、日常生活においてもメニエール病を悪化させる要因を避けることが必要です。例えば、ストレスを減らすということは、メニエール病の治療では欠かすことができない重要な項目です。

ストレスには心理的なものだけでなく、肉体的なものも含まれますから、良質な睡眠をしっかりとること、栄養バランスの良い食事を心がけること、疲労をためないことなども意識することが必要です。

それからメニエール病を発症すると内耳がリンパ液で水ぶくれの状態になりますから、できるだけ体内において水分の循環を良くしておくことが大切です。適切な水分を取り、また適度な運動を継続することで、水はけだけでなく血の巡りも良い、健康的な体内環境が整います。

そしてもう一つ、常々私がメニエール病の患者と接するときに心がけていることがあります。それは、できるだけポジティブな言葉を伝えるということです。

メニエール病の治療には、年単位の時間がかかることは疑いのない事実です。しかし言い方を変えれば、時間はかかっても、治すことができるということになります。

信頼できる医師と二人三脚で病気を治癒するくらいの気持ちで、積極的に治療に対して臨んでほしいと思います。

治療のため診察室を訪れる患者に対し、私は、「どうです？　症状は良くなりましたか？」と声をかけることを習慣にしています。

一般的に、患者はつらい症状を医師に理解してほしいと思うものですから、「こんなときに症状が出ます」「症状が治らなくてつらいです」と、できるだけネガティブなことを語ろうとします。

しかし人間、悪いところばかりに目がいけば、良いところに目がいかなくなるのは当然です。「まだこういう症状は残っているけれど、こういう点では良くなっているね」という小さな進歩に目を向けていけば、「ゆっくりだけど、確実に症状は改善されている」というほうに意識が向きます。

ものの考え方や意識は、健康状態に大きな影響を与えます。ストレスがメニエール病を悪化させたり、発作を誘発したりする要因になることは分かっているのですから、普段使っている言葉においても、できるだけストレスのもとになることは避け、ポジティブなマインドを言葉にして伝えていくことは重要です。

人間の耳は、自分が発する言葉を誰よりも近い距離で聞いています。だからこそ、自分の耳に心地よくポジティブなマインドを届けるためにも、「自分は治る」「メニエール病は治せる」ということを繰り返し自分の耳へ、そして脳へ、届けてほしいと思います。

おわりに

1984年に旭川医科大学医学部大学院を修了して耳鼻咽喉科医になった当時、メニエール病というものは、私にとって実に不可解な存在でした。

通常、耳の聞こえは徐々に能力が低下したり、突然悪化したりすることはありますが、メニエール病の耳の聞こえは、悪くなったかと思えば、急に良くなったり、不思議な変化を繰り返します。また、聞こえが悪くなるときに起きるめまい発作も、聴覚障害と同じく何度も繰り返しますし、そうかと思えば、突然消失することもあります。

また、これだけ医療に関する研究が進んだ現代においても、メニエール病の原因はまだ解明されておらず、そのため診断も困難であり、有効な治療も模索段階でした。

「あなたの病名は、メニエール病です」と医師から言い渡されると、ほとんどの患者は「深くて暗い森に迷い込んで、出口も見えない気分になる」と落胆していました。

その頃、私は小説家である村上春樹さんの影響を受けており、自分はいつか『メニエール病の森』というタイトルで本を書き、メニエール病の真実を広く世に示すのだと、友人たちに冗談を交えて話していた記憶があります。

私は41歳のとき、長年勤めていた大学の医局を辞め、北海道社会保険病院（現ＪＣＨＯ北海道病院）で勤務医となりました。その後28年間にわたり、数多くのメニエール病患者の治療を行ってきましたが、その過程において、これまで大きなもやに隠されていたメニエール病の全体像が少しずつ明らかになってきました。

メニエール病は、経過の長い病気です。

個々の患者とは10年、時には20年以上にわたって付き合うこともあります。メニエール病のごく初期（まだ、めまいが起きていない潜伏期）から、めまい発作期、その後続く長い寛解期（時にめまいが再燃）へと、時期を途切れなく診察できた患者が10人を超えた頃から、メニエール病という〝深い森〟に明るい光が差し込み始めたのを感じました。

近年、メニエール病の発症原因はストレスであるという説の科学的根拠が確立されつつあります。また診断面においては医療技術の進化により、造影ＭＲＩ検査を行うことで内リンパ水腫が証明できる時代になりました。

さらに治療面では中耳加圧治療が２０１８年から保険適用となり、メニエール病に対する治療成績が非常に良いことが、各施設から報告されています。

現在私が勤務している山崎耳鼻咽喉科めまいクリニックでも、これまで35例以上に対し、中耳加圧治療を行っています。めまい発作が頻発して悩んでいた重症メニエール病患者が中耳加圧治療を開始したところ、半年後にはめまい発作がゼロになり、「あの苦しみは何だったのだろう、信じられない」という喜びの声を聞かせてくれたことも少なくありません。


メニエール病はガイドラインに従って正しく診断し、生活指導を含めて正しい治療を行えば、治る疾患であることを実感していた頃、「一般の人たちに向けて、めまいに関する本を書きませんか」という誘いを受けました。

今年は私自身、メニエール病の治療と向き合って40年になる節目の年です。それだけの長い年月をかけて、ようやく私の中でメニエール病の実態が明らかになりつつあり、その知見をなんらかの形でまとめたいと常々考えていた私は、「メニエール病に関する内容なら、ぜひ出版したい」と話を受けました。

若かりし頃、友人たちに「本を書く」と宣言していたとき頭に浮かんでいた『メニエール病の森』というタイトルは、予想どおり出版社に却下されましたが、『正しく理解するメニエール病』というタイトルでなんとか完成に至りました。

本書は医師など医療従事者が読む専門書ではなく、メニエール病をはじめ、さまざまなめまいで苦しむ一般の人たちが読む書籍であるため、できるだけ平易な表現を用いるよう努力しました。また、科学的な根拠が明らかかと思われる事実や、多くのメニエール病専門家の見解を、できるだけ中立的な立場で紹介しています。

本書がメニエール病と診断された多くの人にとって役に立つことを願っています。

最後に本書を出版するにあたり、神経生理学の基礎をご指導いただいた、森茂美・岡崎国立共同研究機構生理学研究所名誉教授、ロンドン大学で前庭・頸反射の研究をご指導いただいたM.Gresty教授、めまいの臨床全般に関し、貴重なご指摘、ご指導をいただいた小松崎篤・東京医科歯科大学名誉教授に深く感謝いたします。

２０２４年7月　金谷健史

金谷健史（かなや　たけし）
１９８４年旭川医科大学医学部大学院修了。歩行運動に関する前庭系の関与で学位取得。１９９２年英国ロンドン大学附属神経学研究所でヒトの前庭・頸反射を研究。１９９６年北海道社会保険病院（現ＪＣＨＯ北海道病院）耳鼻咽喉科主任部長を経て、２０１８年４月に山崎耳鼻咽喉科クリニック理事長に就任。日本耳鼻咽喉科学会認定耳鼻咽喉科専門医。

本書についての
ご意見・ご感想はコチラ

正しく理解するメニエール病

二〇二四年七月二四日　第一刷発行

著　者　金谷健史
発行人　久保田貴幸
発行元　株式会社　幻冬舎メディアコンサルティング
〒一五一-〇〇五一　東京都渋谷区千駄ヶ谷四-九-七
電話　〇三-五四一一-六四四〇（編集）
発売元　株式会社　幻冬舎
〒一五一-〇〇五一　東京都渋谷区千駄ヶ谷四-九-七
電話　〇三-五四一一-六二二二（営業）
印刷・製本　中央精版印刷株式会社
装　丁　村上次郎

検印廃止

Printed in Japan　ISBN 978-4-344-94813-6 C0247
幻冬舎メディアコンサルティングHP　https://www.gentosha-mc.com/